DIETA DASH

CONTRO IL DIABETE

2022

RICETTE SANA PER ABBASSARE LA PRESSIONE SANGUIGNA

CON POCO ZUCCHERO

MARTA CINI

Sommario

Mix Di Pollo E Lenticchie 12

Pollo e Cavolfiore 13

Zuppa Di Pomodoro Basilico E Carote............................. 14

Carne Di Maiale Con Patate Dolci 15

Zuppa Di Trota E Carote 16

Spezzatino di tacchino e finocchi................................ 17

Zuppa Di Melanzane 18

Crema Di Patate Dolci 19

Zuppa Di Pollo E Funghi.. 20

Salmone al lime in padella....................................... 21

Insalata di patate 22

Manzo macinato e padella di pomodoro 24

Insalata di gamberi e avocado 25

Crema di Broccoli 26

Zuppa di cavoli 27

Zuppa Di Sedano E Cavolfiore..................................... 28

Zuppa Di Carne Di Maiale E Porri................................. 29

Insalata di gamberi e broccoli alla menta 30

Zuppa di gamberi e merluzzo 32

Mix di gamberi e cipolle verdi 33

Stufato Di Spinaci 34

Mix di cavolfiore al curry 35

Spezzatino di carote e zucchine.................................. 36

Stufato di cavolo cappuccio e fagiolini.......................... 37

Zuppa Di Funghi Al Peperoncino 38

Maiale al peperoncino 39

Insalata di funghi e salmone alla paprika 40

Medley di ceci e patate 41

Mix di pollo al cardamomo 43

Lenticchie Peperoncino 44

Indivia al rosmarino 45

Indivia al limone 46

Pesto Di Asparagi 47

Carote alla paprika 48

Padella cremosa di patate 49

Cavolo cappuccio al sesamo 50

Broccoli al coriandolo 51

Cavolini di Bruxelles al peperoncino 52

Mix di cavolini di Bruxelles e cipolle verdi 53

purea di cavolfiore 54

insalata di avocado 55

Insalata Di Ravanelli 56

Insalata Di Indivia Al Limone 57

Mix di olive e mais 58

Insalata di rucola e pinoli 59

Mandorle e Spinaci 60

Insalata di fagiolini e mais 61

Insalata Di Indivia E Cavolo Riccio 62

Insalata Di Edamame 63

Insalata di uva e avocado 64

Mix di melanzane all'origano 65

Mix Di Pomodori Al Forno 66

Funghi Al Timo 67

Salsa Di Spinaci E Mais 68

Sauté di mais e scalogno 69

Insalata Di Spinaci E Mango 70

Patate Alla Senape 71

Cavolini di Bruxelles al cocco 72

Carote Salvia 73

Funghi Aglio E Mais 74

Pesto Di Fagioli Verdi 75

Pomodori dragoncello 76

Barbabietole Di Mandorle 77

Pomodori Menta E Mais 78

Salsa di zucchine e avocado 79

Mix di mele e cavoli 80

Barbabietole Arrosto 81

Cavolo all'aneto 82

Insalata Di Cavoli E Carote 83

Salsa Di Pomodoro E Olive 84

Insalata Di Zucchine 85

Slaw di carote al curry 86

Insalata di lattuga e barbabietola 87

Ravanelli alle erbe 88

Preparato Di Finocchi Al Forno 89

Peperoni Arrostiti 90

Sauté di datteri e cavolo cappuccio 91

Misto Di Fagioli Neri 92

Mix Di Olive E Indivia 93

Insalata Di Pomodori E Cetrioli 94

Insalata Di Peperoni E Carote 95

Misto Di Fagioli Neri E Riso 96

Mix di riso e cavolfiore 97

Misto Di Fagioli Balsamici 98

Barbabietole cremose 99

Mix di avocado e peperoni 100

Patate dolci e barbabietole arrosto 101

Cavolo cappuccio saltato 102

Carote speziate 103

Carciofi al limone 104

Broccoli, Fagioli E Riso 105

Misto Di Zucca Al Forno 106

Asparagi cremosi 107

Mix di rape al basilico 108

Mix Riso e Capperi 109

Mix di spinaci e cavoli 110

Mix di gamberi e ananas 111

Salmone e Olive Verdi 112

Salmone e Finocchio 113

Merluzzo e Asparagi 114

Gambero speziato 115

Branzino e Pomodori 116

Gamberetti e fagioli 117

Mix di gamberi e rafano 118

Insalata di gamberi e dragoncello 119

Misto di baccalà al parmigiano 120

Mix di tilapia e cipolla rossa 121

Insalata Di Trota 122

Trota balsamica 123

Salmone Prezzemolo 124

Insalata di trote e verdure 125

Salmone allo Zafferano 126

Insalata di gamberi e anguria 127

Insalata di gamberi e quinoa all'origano 128

Insalata Di Granchio 129

Capesante all'aceto balsamico 130

Mix Cremoso Di Passera 131

Salmone piccante e mix di mango 132

Mix di gamberi all'aneto 133

Patè Di Salmone 134

Gamberi Con Carciofi 135

Gamberi Con Salsa Al Limone 136

Mix di tonno e arancia 137

Salmone al curry 138

Mix Salmone E Carote 139

Mix di gamberi e pinoli 140

Merluzzo al peperoncino e fagiolini 141

Capesante all'aglio 142

Mix cremoso di branzino 143

Mix di Branzini e Funghi 144

Zuppa Di Salmone 145

Gambero Noce Moscata 146

Mix di gamberi e frutti di bosco 147

Trota Lemony Al Forno 148

Capesante all'erba cipollina 149

Polpette Di Tonno 150

Salmone in padella 151

Mix di merluzzo alla senape 152

Mix di gamberi e asparagi 153

Merluzzo e Piselli 154

Ciotole di gamberi e cozze 155

Crema alla menta 156

Budino Di Lamponi 157

Barrette Di Mandorle 158

Mix di pesche al forno 159

Torta Di Noci 160

Torta di mele 161

Crema alla cannella 162

Mix Cremoso Di Fragole 163

Brownies alla vaniglia e noci pecan 164

Torta Di Fragole 165

Budino al cacao 166

Crema Di Noce Moscata Alla Vaniglia 167

Crema di Avocado 168

Crema di lamponi 169

insalata di anguria 170

Mix Pere Al Cocco 171

Composta Di Mele 172

Stufato Di Albicocche 173

Mix di cantalupo al limone 174

Crema cremosa al rabarbaro 175

Ciotole Di Ananas 176

Stufato Di Mirtilli 177

Budino Di Lime 178

Crema Di Pesca 179

Mix Di Prugne Alla Cannella 180

Mele Chia e Vaniglia 181

Budino di riso e pere 182

Stufato Al Rabarbaro 183

Crema al Rabarbaro 184

Insalata Di Mirtilli 185

Crema di Datteri e Banana 186

Muffin alle prugne 187

Ciotole di prugne e uvetta 188

Barrette ai semi di girasole 189

Ciotole di more e anacardi 190

Ciotole di arancia e mandarini 191

Crema Di Zucca 192

Mix di fichi e rabarbaro 193

Banana speziata 194

Frullato al cacao 195

Barrette di banana 196

Barrette di tè verde e datteri 197

Crema Di Noci 198

Torta al limone 199

Barrette all'uvetta 200

Nettarine Quadrati 201

Stufato Di Uva 202

Crema di mandarini e prugne 203

Crema Di Ciliegie E Fragole 204

Noci Cardamomo e Budino di Riso 205

Pane Di Pere 206

Budino Di Riso E Ciliegie 207

Stufato Di Anguria 208

Budino allo Zenzero 209

Crema di anacardi 210

Biscotti Di Canapa 211

Ciotole Di Mandorle E Melograno 212

Mix di pollo e barbabietole 213

Tacchino con insalata di sedano 214

Mix di cosce di pollo e uva 215

Tacchino e Orzo Limone 216

Tacchino con mix di barbabietole e ravanelli 217

Mix Di Pollo E Lenticchie

Tempo di preparazione: 10 minuti
Tempo di cottura: 25 minuti
Porzioni: 4

Ingredienti:

- 1 tazza di pomodori in scatola, senza sale aggiunto, tritati
- Pepe nero al gusto
- 1 cucchiaio di pasta di chipotle
- 1 libbra di petto di pollo, senza pelle, disossato e tagliato a cubetti
- 2 tazze di lenticchie in scatola, senza sale, scolate e sciacquate
- ½ cucchiaio di olio d'oliva
- 1 cipolla gialla, tritata
- 2 cucchiai di coriandolo, tritato

Indicazioni:

1. Scaldare una padella con l'olio a fuoco medio, aggiungere la cipolla e la pasta di chipotle, mescolare e far rosolare per 5 minuti.
2. Aggiungere il pollo, saltare e far rosolare per 5 minuti.
3. Aggiungere il resto degli ingredienti, mescolare, cuocere il tutto per 15 minuti, dividere nelle ciotole e servire.

Nutrizione:calorie 369, grassi 17,6, fibre 9, carboidrati 44,8, proteine 23,5

Pollo e Cavolfiore

Tempo di preparazione: 5 minuti
Tempo di cottura: 25 minuti
Porzioni: 4

Ingredienti:
- 1 libbra di petto di pollo, senza pelle, disossato e tagliato a cubetti
- 2 tazze di cimette di cavolfiore
- 1 cucchiaio di olio d'oliva
- 1 cipolla rossa, tritata
- 1 cucchiaio di aceto balsamico
- ½ tazza di peperone rosso, tritato
- Un pizzico di pepe nero
- 2 spicchi d'aglio, tritati
- ½ tazza di brodo di pollo a basso contenuto di sodio
- 1 tazza di pomodori in scatola, senza sale aggiunto, tritati

Indicazioni:
1. Scaldare una padella con l'olio a fuoco medio-alto, aggiungere la cipolla, l'aglio e la carne e far rosolare per 5 minuti.
2. Unite il resto degli ingredienti, mescolate e fate cuocere a fuoco medio per 20 minuti.
3. Dividete il tutto nelle ciotole e servite a pranzo.

Nutrizione:calorie 366, grassi 12, fibre 5,6, carboidrati 44,3, proteine 23,7

Zuppa Di Pomodoro Basilico E Carote

Tempo di preparazione: 10 minuti
Tempo di cottura: 20 minuti
Porzioni: 4

Ingredienti:
- 3 spicchi d'aglio, tritati
- 1 cipolla gialla, tritata
- 3 carote, tritate
- 1 cucchiaio di olio d'oliva
- 20 once di pomodori arrostiti, senza sale aggiunto
- 2 tazze di brodo vegetale a basso contenuto di sodio
- 1 cucchiaio di basilico, essiccato
- 1 tazza di crema al cocco
- Un pizzico di pepe nero

Indicazioni:
1. Scaldare una pentola con l'olio a fuoco medio, aggiungere la cipolla e l'aglio e far rosolare per 5 minuti.
2. Aggiungere il resto degli ingredienti, mescolare, portare a bollore, cuocere per 15 minuti, frullare la zuppa con un frullatore ad immersione, dividere in ciotole e servire a pranzo.

Nutrizione: calorie 244, grassi 17,8, fibre 4,7, carboidrati 18,6, proteine 3,8

Carne Di Maiale Con Patate Dolci

Tempo di preparazione: 10 minuti
Tempo di cottura: 30 minuti
Porzioni: 4

Ingredienti:

- 4 costolette di maiale, disossate
- 1 libbra di patate dolci, sbucciate e tagliate a spicchi
- 1 cucchiaio di olio d'oliva
- 1 tazza di brodo vegetale, a basso contenuto di sodio
- Un pizzico di pepe nero
- 1 cucchiaino di origano, essiccato
- 1 cucchiaino di rosmarino, essiccato
- 1 cucchiaino di basilico, essiccato

Indicazioni:

1. Scaldare una padella con l'olio a fuoco medio-alto, aggiungere le braciole di maiale e farle cuocere per 4 minuti per lato.
2. Aggiungere le patate dolci e il resto degli ingredienti, mettere il coperchio e cuocere a fuoco medio per 20 minuti ancora mescolando di tanto in tanto.
3. Dividete il tutto nei piatti e servite.

Nutrizione:calorie 424, grassi 23,7, fibre 5,1, carboidrati 32,3, proteine 19,9

Zuppa Di Trota E Carote

Tempo di preparazione: 10 minuti
Tempo di cottura: 25 minuti
Porzioni: 4

Ingredienti:

- 1 cipolla gialla, tritata
- 12 tazze di brodo di pesce a basso contenuto di sodio
- 1 libbra di carote, affettate
- Filetti di trota da 1 libbra, disossati, senza pelle e tagliati a cubetti
- 1 cucchiaio di paprika dolce
- 1 tazza di pomodori, a cubetti
- 1 cucchiaio di olio d'oliva
- Pepe nero al gusto

Indicazioni:

1. Scaldare una pentola con l'olio a fuoco medio-alto, aggiungere la cipolla, mescolare e far rosolare per 5 minuti.
2. Aggiungere il pesce, le carote e il resto degli ingredienti, portare a ebollizione e cuocere a fuoco medio per 20 minuti.
3. Versare la zuppa nelle ciotole e servire.

Nutrizione:calorie 361, grassi 13,4, fibre 4,6, carboidrati 164, proteine 44,1

Spezzatino di tacchino e finocchi

Tempo di preparazione: 10 minuti
Tempo di cottura: 45 minuti
Porzioni: 4

Ingredienti:
- 1 petto di tacchino, senza pelle, disossato e tagliato a cubetti
- 2 finocchi, affettati
- 1 cucchiaio di olio d'oliva
- 2 foglie di alloro
- 1 cipolla gialla, tritata
- 1 tazza di pomodori in scatola, senza sale aggiunto
- 2 brodo di manzo a basso contenuto di sodio
- 3 spicchi d'aglio, tritati
- Pepe nero al gusto

Indicazioni:
1. Scaldare una padella con l'olio a fuoco medio, aggiungere la cipolla e la carne e far rosolare per 5 minuti.
2. Aggiungere il finocchio e il resto degli ingredienti, portare a bollore e cuocere a fuoco medio per 40 minuti, mescolando di tanto in tanto.
3. Dividere lo stufato in ciotole e servire.

Nutrizione:calorie 371, grassi 12,8, fibre 5,3, carboidrati 16,7, proteine 11,9

Zuppa Di Melanzane

Tempo di preparazione: 10 minuti
Tempo di cottura: 30 minuti
Porzioni: 4

Ingredienti:
- 2 melanzane grandi, tagliate grossolanamente a cubetti
- 1 litro di brodo vegetale a basso contenuto di sodio
- 2 cucchiai di concentrato di pomodoro senza sale
- 1 cipolla rossa, tritata
- 1 cucchiaio di olio d'oliva
- 1 cucchiaio di coriandolo, tritato
- Un pizzico di pepe nero

Indicazioni:
1. Scaldare una pentola con l'olio a fuoco medio, aggiungere la cipolla, mescolare e far rosolare per 5 minuti.
2. Aggiungere le melanzane e gli altri ingredienti, portare a ebollizione a fuoco medio, cuocere per 25 minuti, dividere in ciotole e servire.

Nutrizione: calorie 335, grassi 14,4, fibre 5, carboidrati 16,1, proteine 8,4

Crema Di Patate Dolci

Tempo di preparazione: 10 minuti
Tempo di cottura: 25 minuti
Porzioni: 4

Ingredienti:
- 4 tazze di brodo vegetale
- 2 cucchiai di olio di avocado
- 2 patate dolci, sbucciate e tagliate a cubetti
- 2 cipolle gialle, tritate
- 2 spicchi d'aglio, tritati
- 1 tazza di latte di cocco
- Un pizzico di pepe nero
- ½ cucchiaino di basilico, tritato

Indicazioni:
1. Scaldare una pentola con l'olio a fuoco medio, aggiungere la cipolla e l'aglio, mescolare e far rosolare per 5 minuti.
2. Aggiungere le patate dolci e il resto degli ingredienti, portare a ebollizione e cuocere a fuoco medio per 20 minuti.
3. Frullare la zuppa con un frullatore ad immersione, versare nelle ciotole e servire a pranzo.

Nutrizione:calorie 303, grassi 14,4, fibre 4, carboidrati 9,8, proteine 4,5

Zuppa Di Pollo E Funghi

Tempo di preparazione: 10 minuti
Tempo di cottura: 30 minuti
Porzioni: 4

Ingredienti:
- 1 litro di brodo vegetale, a basso contenuto di sodio
- 1 cucchiaio di zenzero, grattugiato
- 1 cipolla gialla, tritata
- 1 cucchiaio di olio d'oliva
- 1 libbra di petto di pollo, senza pelle, disossato e tagliato a cubetti
- ½ libbra di funghi bianchi, affettati
- 4 peperoncini thailandesi, tritati
- ¼ di tazza di succo di lime
- ¼ tazza di coriandolo, tritato
- Un pizzico di pepe nero

Indicazioni:
1. Scaldare una pentola con l'olio a fuoco medio, aggiungere la cipolla, lo zenzero, i peperoncini e la carne, mescolare e far rosolare per 5 minuti.
2. Aggiungere i funghi, mescolare e cuocere per altri 5 minuti.
3. Aggiungere il resto degli ingredienti, portare a ebollizione e cuocere a fuoco medio per altri 20 minuti.
4. Versare la zuppa nelle ciotole e servire subito.

Nutrizione:calorie 226, grassi 8,4, fibre 3,3, carboidrati 13,6, proteine 28,2

Salmone al lime in padella

Tempo di preparazione: 10 minuti
Tempo di cottura: 20 minuti
Porzioni: 4

Ingredienti:
- 4 filetti di salmone, disossati
- 3 spicchi d'aglio, tritati
- 1 cipolla gialla, tritata
- Pepe nero al gusto
- 2 cucchiai di olio d'oliva
- Succo di 1 lime
- 1 cucchiaio di scorza di lime, grattugiata
- 1 cucchiaio di timo, tritato

Indicazioni:
1. Scaldare una padella con l'olio a fuoco medio-alto, aggiungere la cipolla e l'aglio, mescolare e far rosolare per 5 minuti.
2. Unite il pesce e fatelo cuocere 3 minuti per lato.
3. Aggiungere il resto degli ingredienti, cuocere il tutto per altri 10 minuti, dividere nei piatti e servire a pranzo.

Nutrizione:calorie 315, grassi 18,1, fibre 1,1, carboidrati 4,9, proteine 35,1

Insalata di patate

Tempo di preparazione: 10 minuti
Tempo di cottura: 20 minuti
Porzioni: 4

Ingredienti:
- 2 pomodori, tritati
- 2 avocado, snocciolati e tritati
- 2 tazze di spinaci per bambini
- 2 scalogno, tritato
- 1 libbra di patate dorate, bollite, sbucciate e tagliate a spicchi
- 1 cucchiaio di olio d'oliva
- 1 cucchiaio di succo di limone
- 1 cipolla gialla, tritata
- 2 spicchi d'aglio, tritati
- Pepe nero al gusto
- 1 mazzetto di coriandolo, tritato

Indicazioni:
1. Scaldare una padella con l'olio a fuoco medio-alto, aggiungere la cipolla, lo scalogno e l'aglio, mescolare e far rosolare per 5 minuti.
2. Unite le patate, mescolate delicatamente e fate cuocere per altri 5 minuti.
3. Aggiungere il resto degli ingredienti, mescolare, cuocere a fuoco medio per altri 10 minuti, dividere in ciotole e servire a pranzo.

Nutrizione:calorie 342, grassi 23,4, fibre 11,7, carboidrati 33,5, proteine 5

Manzo macinato e padella di pomodoro

Tempo di preparazione: 10 minuti
Tempo di cottura: 20 minuti
Porzioni: 4

Ingredienti:

- 1 libbra di carne di manzo, macinata
- 1 cipolla rossa, tritata
- 1 cucchiaio di olio d'oliva
- 1 tazza di pomodorini, dimezzati
- ½ peperone rosso, tritato
- Pepe nero al gusto
- 1 cucchiaio di erba cipollina, tritata
- 1 cucchiaio di rosmarino, tritato
- 3 cucchiai di brodo di manzo a basso contenuto di sodio

Indicazioni:

1. Scaldare una padella con l'olio a fuoco medio, aggiungere la cipolla e il peperone, mescolare e far rosolare per 5 minuti.
2. Unite la carne, mescolate e fatela rosolare per altri 5 minuti.
3. Aggiungere il resto degli ingredienti, mescolare, cuocere per 10 minuti, dividere in ciotole e servire a pranzo.

Nutrizione:calorie 320, grassi 11,3, fibre 4,4, carboidrati 18,4, proteine 9

Insalata di gamberi e avocado

Tempo di preparazione: 5 minuti
Tempo di cottura: 0 minuti
Porzioni: 4

Ingredienti:
- 1 arancia, sbucciata e tagliata a spicchi
- 1 libbra di gamberetti, cotti, sbucciati e sbucciati
- 2 tazze di rucola per bambini
- 1 avocado, snocciolato, sbucciato e tagliato a cubetti
- 2 cucchiai di olio d'oliva
- 2 cucchiai di aceto balsamico
- Succo di ½ arancia
- Sale e pepe nero

Indicazioni:
1. In un'insalatiera, mescolare unire i gamberi con le arance e gli altri ingredienti, saltare e servire a pranzo.

Nutrizione:calorie 300, grassi 5,2, fibre 2, carboidrati 11,4, proteine 6,7

Crema di Broccoli

Tempo di preparazione: 10 minuti
Tempo di cottura: 40 minuti
Porzioni: 4

Ingredienti:
- 2 libbre di cimette di broccoli
- 1 cipolla gialla, tritata
- 1 cucchiaio di olio d'oliva
- Pepe nero al gusto
- 2 spicchi d'aglio, tritati
- 3 tazze di brodo di manzo a basso contenuto di sodio
- 1 tazza di latte di cocco
- 2 cucchiai di coriandolo, tritato

Indicazioni:
1. Scaldare una pentola con l'olio a fuoco medio, aggiungere la cipolla e l'aglio, mescolare e far rosolare per 5 minuti.
2. Aggiungere i broccoli e gli altri ingredienti tranne il latte di cocco, portare a ebollizione e cuocere a fuoco medio per altri 35 minuti.
3. Frullare la zuppa con un frullatore ad immersione, aggiungere il latte di cocco, frullare ancora, dividere in ciotole e servire.

Nutrizione:calorie 330, grassi 11,2, fibre 9,1, carboidrati 16,4, proteine 9,7

Zuppa di cavoli

Tempo di preparazione: 10 minuti
Tempo di cottura: 40 minuti
Porzioni: 4

Ingredienti:
- 1 grande testa di cavolo cappuccio verde, tagliata grossolanamente
- 1 cipolla gialla, tritata
- 1 cucchiaio di olio d'oliva
- Pepe nero al gusto
- 1 porro, tritato
- 2 tazze di pomodori in scatola, a basso contenuto di sodio
- 4 tazze di brodo di pollo, a basso contenuto di sodio
- 1 cucchiaio di coriandolo, tritato

Indicazioni:
1. Scaldare una pentola con l'olio a fuoco medio, aggiungere la cipolla e il porro, mescolare e cuocere per 5 minuti.
2. Aggiungere il cavolo cappuccio e il resto degli ingredienti tranne il coriandolo, portare a ebollizione e cuocere a fuoco medio per 35 minuti.
3. Versare la zuppa nelle ciotole, cospargere di coriandolo e servire.

Nutrizione:calorie 340, grassi 11,7, fibre 6, carboidrati 25,8, proteine 11,8

Zuppa Di Sedano E Cavolfiore

Tempo di preparazione: 10 minuti
Tempo di cottura: 40 minuti
Porzioni: 4

Ingredienti:
- Cimette di cavolfiore da 2 libbre
- 1 cipolla rossa, tritata
- 1 cucchiaio di olio d'oliva
- 1 tazza di passata di pomodoro
- Pepe nero al gusto
- 1 tazza di sedano, tritato
- 6 tazze di brodo di pollo a basso contenuto di sodio
- 1 cucchiaio di aneto, tritato

Indicazioni:
4. Scaldare una pentola con l'olio a fuoco medio-alto, aggiungere la cipolla e il sedano, mescolare e far rosolare per 5 minuti.
5. Aggiungere il cavolfiore e il resto degli ingredienti, portare a ebollizione e cuocere a fuoco medio per altri 35 minuti.
6. Dividete la zuppa nelle ciotole e servite.

Nutrizione:calorie 135, grassi 4, fibre 8, carboidrati 21,4, proteine 7,7

Zuppa Di Carne Di Maiale E Porri

Tempo di preparazione: 10 minuti
Tempo di cottura: 40 minuti
Porzioni: 4

Ingredienti:
- 1 libbra di carne di stufato di maiale, tagliata a cubetti
- Pepe nero al gusto
- 5 porri, tritati
- 1 cipolla gialla, tritata
- 2 cucchiai di olio d'oliva
- 1 cucchiaio di prezzemolo tritato
- 6 tazze di brodo di manzo a basso contenuto di sodio

Indicazioni:
4. Scaldare una pentola con l'olio a fuoco medio-alto, aggiungere la cipolla e i porri, mescolare e far rosolare per 5 minuti.
5. Aggiungere la carne, mescolare e far rosolare per altri 5 minuti.
6. Aggiungere il resto degli ingredienti, portare a ebollizione e cuocere a fuoco medio per 30 minuti.
7. Versare la zuppa nelle ciotole e servire.

Nutrizione:calorie 395, grassi 18,3, fibre 2,6, carboidrati 18,4, proteine 38,2

Insalata di gamberi e broccoli alla menta

Tempo di preparazione: 5 minuti
Tempo di cottura: 20 minuti
Porzioni: 4

Ingredienti:
- 1/3 di tazza di brodo vegetale a basso contenuto di sodio
- 2 cucchiai di olio d'oliva
- 2 tazze di cimette di broccoli
- 1 libbra di gamberetti, sbucciati e sbucciati
- Pepe nero al gusto
- 1 cipolla gialla, tritata
- 4 pomodorini, dimezzati
- 2 spicchi d'aglio, tritati
- Succo di ½ limone
- ½ tazza di olive kalamata, snocciolate e tagliate a metà
- 1 cucchiaio di menta, tritata

Indicazioni:
1. Scaldare una padella con l'olio a fuoco medio-alto, aggiungere la cipolla e l'aglio, mescolare e far rosolare per 3 minuti.
2. Aggiungere i gamberi, mescolare e cuocere per altri 2 minuti.
3. Aggiungere i broccoli e gli altri ingredienti, saltare, cuocere il tutto per 10 minuti, dividere in ciotole e servire a pranzo.

Nutrizione: calorie 270, grassi 11,3, fibre 4,1, carboidrati 14,3, proteine 28,9

Zuppa di gamberi e merluzzo

Tempo di preparazione: 10 minuti
Tempo di cottura: 20 minuti
Porzioni: 4

Ingredienti:
- 1 litro di brodo di pollo a basso contenuto di sodio
- ½ libbra di gamberi, sbucciati e privati della buccia
- ½ libbra di filetti di merluzzo, disossati, senza pelle e tagliati a cubetti
- 2 cucchiai di olio d'oliva
- 2 cucchiaini di peperoncino in polvere
- 1 cucchiaino di paprika dolce
- 2 scalogni, tritati
- Un pizzico di pepe nero
- 1 cucchiaio di aneto, tritato

Indicazioni:
1. Scaldare una pentola con l'olio a fuoco medio, aggiungere gli scalogni, mescolare e far rosolare per 5 minuti.
2. Aggiungere i gamberi e il merluzzo e cuocere per altri 5 minuti.
3. Aggiungere il resto degli ingredienti, portare a ebollizione e cuocere a fuoco medio per 10 minuti.
4. Dividete la zuppa nelle ciotole e servite.

Nutrizione:calorie 189, grassi 8,8, fibre 0,8, carboidrati 3,2, proteine 24,6

Mix di gamberi e cipolle verdi

Tempo di preparazione: 10 minuti
Tempo di cottura: 10 minuti
Porzioni: 4

Ingredienti:
- 2 libbre di gamberetti, sbucciati e sbucciati
- 1 tazza di pomodorini, dimezzati
- 1 cucchiaio di olio d'oliva
- 4 cipolle verdi, tritate
- 1 cucchiaio di aceto balsamico
- 1 cucchiaio di erba cipollina, tritata

Indicazioni:
1. Scaldare una padella con l'olio a fuoco medio, aggiungere la cipolla e i pomodorini, mescolare e far rosolare per 4 minuti.
2. Aggiungere i gamberi e gli altri ingredienti, cuocere per altri 6 minuti, dividere nei piatti e servire.

Nutrizione:calorie 313, grassi 7,5, fibre 1, carboidrati 6,4, proteine 52,4

Stufato Di Spinaci

Tempo di preparazione: 10 minuti
Tempo di cottura: 15 minuti
Porzioni: 4

Ingredienti:
- 1 cucchiaio di olio d'oliva
- 1 cucchiaino di zenzero, grattugiato
- 2 spicchi d'aglio, tritati
- 1 cipolla gialla, tritata
- 2 pomodori, tritati
- 1 tazza di pomodori in scatola, senza sale aggiunto
- 1 cucchiaino di cumino, macinato
- Un pizzico di pepe nero
- 1 tazza di brodo vegetale a basso contenuto di sodio
- 2 libbre di foglie di spinaci

Indicazioni:
1. Scaldare una pentola con l'olio a fuoco medio, aggiungere lo zenzero, l'aglio e la cipolla, mescolare e far rosolare per 5 minuti.
2. Aggiungere i pomodori, i pomodorini in scatola e gli altri ingredienti, mescolare delicatamente, portare a bollore e cuocere per altri 10 minuti.
3. Dividere lo stufato in ciotole e servire.

Nutrizione:calorie 123, grassi 4,8, fibre 7,3, carboidrati 17, proteine 8,2

Mix di cavolfiore al curry

Tempo di preparazione: 10 minuti
Tempo di cottura: 25 minuti
Porzioni: 4

Ingredienti:
- 1 cipolla rossa, tritata
- 1 cucchiaio di olio d'oliva
- 2 spicchi d'aglio, tritati
- 1 peperone rosso, tritato
- 1 peperone verde, tritato
- 1 cucchiaio di succo di lime
- Cimette di cavolfiore da 1 libbra
- 14 once di pomodori in scatola, tritati
- 2 cucchiaini di curry in polvere
- Un pizzico di pepe nero
- 2 tazze di crema di cocco
- 1 cucchiaio di coriandolo, tritato

Indicazioni:
1. Scaldare una pentola con l'olio a fuoco medio, aggiungere la cipolla e l'aglio, mescolare e cuocere per 5 minuti.
2. Aggiungere i peperoni e gli altri ingredienti, portare il tutto a bollore e cuocere a fuoco medio per 20 minuti.
3. Dividete il tutto nelle ciotole e servite.

Nutrizione:calorie 270, grassi 7,7, fibre 5,4, carboidrati 12,9, proteine 7

Spezzatino di carote e zucchine

Tempo di preparazione: 10 minuti
Tempo di cottura: 30 minuti
Porzioni: 4

Ingredienti:
- 1 cipolla gialla, tritata
- 2 cucchiai di olio d'oliva
- 2 spicchi d'aglio, tritati
- 4 zucchine, affettate
- 2 carote, affettate
- 1 cucchiaino di paprika dolce
- ¼ cucchiaino di peperoncino in polvere
- Un pizzico di pepe nero
- ½ tazza di pomodori, tritati
- 2 tazze di brodo vegetale a basso contenuto di sodio
- 1 cucchiaio di erba cipollina, tritata
- 1 cucchiaio di rosmarino, tritato

Indicazioni:
1. Scaldare una pentola con l'olio a fuoco medio, aggiungere la cipolla e l'aglio, mescolare e far rosolare per 5 minuti.
2. Aggiungere le zucchine, le carote e gli altri ingredienti, portare a bollore e cuocere per altri 25 minuti.
3. Dividere lo stufato nelle ciotole e servire subito a pranzo.

Nutrizione:calorie 272, grassi 4,6, fibre 4,7, carboidrati 14,9, proteine 9

Stufato di cavolo cappuccio e fagiolini

Tempo di preparazione: 10 minuti
Tempo di cottura: 25 minuti
Porzioni: 4

Ingredienti:
- 2 cucchiai di olio d'oliva
- 1 testa di cavolo cappuccio, sminuzzata
- 1 cipolla rossa, tritata
- 1 libbra di fagiolini, tagliati a metà
- 2 spicchi d'aglio, tritati
- 7 once di pomodori in scatola, tritati senza sale aggiunto
- 2 tazze di brodo vegetale a basso contenuto di sodio
- Un pizzico di pepe nero
- 1 cucchiaio di aneto, tritato

Indicazioni:
1. Scaldare una pentola con l'olio, a fuoco medio, aggiungere la cipolla e l'aglio, mescolare e far rosolare per 5 minuti.
2. Aggiungere il cavolo cappuccio e gli altri ingredienti, mescolare, coprire e cuocere a fuoco medio per 20 minuti.
3. Dividere in ciotole e servire a pranzo.

Nutrizione:calorie 281, grassi 8,5, fibre 7,1, carboidrati 14,9, proteine 6,7

Zuppa Di Funghi Al Peperoncino

Tempo di preparazione: 5 minuti
Tempo di cottura: 30 minuti
Porzioni: 4

Ingredienti:
- 1 cipolla gialla, tritata
- 1 cucchiaio di olio d'oliva
- 1 peperoncino rosso, tritato
- 1 cucchiaino di peperoncino in polvere
- ½ cucchiaino di paprika calda
- 4 spicchi d'aglio, tritati
- 1 libbra di funghi bianchi, affettati
- 6 tazze di brodo vegetale a basso contenuto di sodio
- 1 tazza di pomodori, tritati
- ½ cucchiaio di prezzemolo tritato

Indicazioni:
1. Scaldare una pentola con l'olio, a fuoco medio, aggiungere la cipolla, il peperoncino, la paprika piccante, il peperoncino in polvere e l'aglio, mescolare e far rosolare per 5 minuti.
2. Aggiungere i funghi, mescolare e cuocere per altri 5 minuti.
3. Aggiungere il resto degli ingredienti, portare a ebollizione e cuocere a fuoco medio per 20 minuti.
4. Dividete la zuppa nelle ciotole e servite.

Nutrizione:calorie 290, grassi 6,6, fibre 4,6, carboidrati 16,9, proteine 10

Maiale al peperoncino

Tempo di preparazione: 10 minuti
Tempo di cottura: 30 minuti
Porzioni: 4

Ingredienti:

- 2 libbre di carne di stufato di maiale, a cubetti
- 2 cucchiai di pasta di peperoncino
- 1 cipolla gialla, tritata
- 2 spicchi d'aglio, tritati
- 1 cucchiaio di olio d'oliva
- 2 tazze di brodo di manzo a basso contenuto di sodio
- 1 cucchiaio di origano, tritato

Indicazioni:

1. Scaldare una pentola con l'olio, a fuoco medio-alto, aggiungere la cipolla e l'aglio, mescolare e far rosolare per 5 minuti.
2. Aggiungere la carne e farla rosolare per altri 5 minuti.
3. Aggiungere il resto degli ingredienti, portare a ebollizione e cuocere a fuoco medio per altri 20 minuti.
4. Dividete il composto nelle ciotole e servite.

Nutrizione:calorie 363, grassi 8,6, fibre 7, carboidrati 17,3, proteine 18,4

Insalata di funghi e salmone alla paprika

Tempo di preparazione: 10 minuti
Tempo di cottura: 20 minuti
Porzioni: 4

Ingredienti:

- 10 once di salmone affumicato, a basso contenuto di sodio, disossato, senza pelle e tagliato a cubetti
- 2 cipolle verdi, tritate
- 2 peperoncini rossi, tritati
- 1 cucchiaio di olio d'oliva
- ½ cucchiaino di origano, essiccato
- ½ cucchiaino di paprika affumicata
- Un pizzico di pepe nero
- 8 once di funghi bianchi, affettati
- 1 cucchiaio di succo di limone
- 1 tazza di olive nere, snocciolate e tagliate a metà
- 1 cucchiaio di prezzemolo tritato

Indicazioni:

1. Scaldare una padella con l'olio a fuoco medio, aggiungere le cipolle e i peperoncini, mescolare e cuocere per 4 minuti.
2. Unite i funghi, mescolate e fateli saltare per 5 minuti.
3. Aggiungere il salmone e gli altri ingredienti, saltare, cuocere il tutto per altri 10 minuti, dividere in ciotole e servire a pranzo.

Nutrizione:calorie 321, grassi 8,5, fibre 8, carboidrati 22,2, proteine 13,5

Medley di ceci e patate

Tempo di preparazione: 10 minuti
Tempo di cottura: 30 minuti
Porzioni: 4

Ingredienti:
- 2 cucchiai di olio d'oliva
- 1 tazza di ceci in scatola, senza sale aggiunto, scolati e sciacquati
- 1 libbra di patate dolci, sbucciate e tagliate a spicchi
- 4 spicchi d'aglio, tritati
- 2 scalogni, tritati
- 1 tazza di pomodori in scatola, senza sale aggiunto e tritati
- 1 cucchiaino di coriandolo, macinato
- 2 pomodori, tritati
- 1 tazza di brodo vegetale a basso contenuto di sodio
- Un pizzico di pepe nero
- 1 cucchiaio di succo di limone
- 1 cucchiaio di coriandolo, tritato

Indicazioni:
1. Scaldare una pentola con l'olio a fuoco medio, aggiungere lo scalogno e l'aglio, mescolare e far rosolare per 5 minuti.
2. Aggiungere i ceci, le patate e gli altri ingredienti, portare a bollore e cuocere a fuoco medio per 25 minuti.
3. Dividete il tutto nelle ciotole e servite a pranzo.

Nutrizione:calorie 341, grassi 11,7, fibre 6, carboidrati 14,9, proteine 18,7

Mix di pollo al cardamomo

Tempo di preparazione: 10 minuti
Tempo di cottura: 30 minuti
Porzioni: 4

Ingredienti:
- 1 cucchiaio di olio d'oliva
- 1 libbra di petto di pollo, senza pelle, disossato e tagliato a cubetti
- 1 scalogno, tritato
- 1 cucchiaio di zenzero, grattugiato
- 2 spicchi d'aglio, tritati
- 1 cucchiaino di cardamomo, macinato
- ½ cucchiaino di curcuma in polvere
- 1 cucchiaino di succo di lime
- 1 tazza di brodo di pollo a basso contenuto di sodio
- 1 cucchiaio di coriandolo, tritato

Indicazioni:
1. Scaldare una pentola con l'olio a fuoco medio-alto, aggiungere lo scalogno, lo zenzero, l'aglio, il cardamomo e la curcuma, mescolare e far rosolare per 5 minuti.
2. Aggiungere la carne e farla rosolare per 5 minuti.
3. Aggiungere il resto degli ingredienti, portare il tutto a bollore e cuocere per 20 minuti.
4. Dividete il composto nelle ciotole e servite.

Nutrizione:calorie 175, grassi 6,5, fibre 0,5, carboidrati 3,3, proteine 24,7

Lenticchie Peperoncino

Tempo di preparazione: 10 minuti
Tempo di cottura: 35 minuti
Porzioni: 6

Ingredienti:
- 1 peperone verde, tritato
- 1 cucchiaio di olio d'oliva
- 2 cipollotti, tritati
- 2 spicchi d'aglio, tritati
- 24 once di lenticchie in scatola, senza sale aggiunto, scolate e sciacquate
- 2 tazze di brodo vegetale
- 2 cucchiai di peperoncino in polvere, delicato
- ½ cucchiaino di peperoncino in polvere
- 30 once di pomodori in scatola, senza sale aggiunto, tritati
- Un pizzico di pepe nero

Indicazioni:
1. Scaldare una pentola con l'olio a fuoco medio, aggiungere le cipolle e l'aglio, mescolare e far rosolare per 5 minuti.
2. Aggiungere il peperone, le lenticchie e gli altri ingredienti, portare a ebollizione e cuocere a fuoco medio per 30 minuti.
3. Dividere il peperoncino in ciotole e servire a pranzo.

Nutrizione:calorie 466, grassi 5, fibre 37,6, carboidrati 77,9, proteine 31,2

Indivia al rosmarino

Tempo di preparazione: 10 minuti
Tempo di cottura: 20 minuti
Porzioni: 4

Ingredienti:
- 2 indivie, dimezzate per il lungo
- 2 cucchiai di olio d'oliva
- 1 cucchiaino di rosmarino, essiccato
- ½ cucchiaino di curcuma in polvere
- Un pizzico di pepe nero

Indicazioni:
1. In una teglia unire le scarole con l'olio e gli altri ingredienti, far saltare delicatamente, infornare e cuocere a 200 gradi per 20 minuti.
2. Distribuire nei piatti e servire come contorno.

Nutrizione:calorie 66, grassi 7,1, fibre 1, carboidrati 1,2, proteine 0,3

Indivia al limone

Tempo di preparazione: 10 minuti
Tempo di cottura: 20 minuti
Porzioni: 4

Ingredienti:
- 4 indivie, dimezzate per il lungo
- 1 cucchiaio di succo di limone
- 1 cucchiaio di scorza di limone, grattugiata
- 2 cucchiai di parmigiano magro, grattugiato
- 2 cucchiai di olio d'oliva
- Un pizzico di pepe nero

Indicazioni:
1. In una pirofila unire le scarole con il succo di limone e gli altri ingredienti tranne il parmigiano e saltare.
2. Cospargere il parmigiano, cuocere le scarole a 200 gradi per 20 minuti, dividere nei piatti e servire come contorno.

Nutrizione:calorie 71, grassi 7,1, fibre 0,9, carboidrati 2,3, proteine 0,9

Pesto Di Asparagi

Tempo di preparazione: 10 minuti
Tempo di cottura: 20 minuti
Porzioni: 4

Ingredienti:
- 1 libbra di asparagi, tagliati
- 2 cucchiai di pesto di basilico
- 1 cucchiaio di succo di limone
- Un pizzico di pepe nero
- 3 cucchiai di olio d'oliva
- 2 cucchiai di coriandolo, tritato

Indicazioni:
1. Disporre gli asparagi su una teglia foderata, aggiungere il pesto e gli altri ingredienti, saltare, infornare e cuocere a 200 gradi per 20 minuti.
2. Distribuire nei piatti e servire come contorno.

Nutrizione:calorie 114, grassi 10,7, fibre 2,4, carboidrati 4,6, proteine 2,6

Carote alla paprika

Tempo di preparazione: 10 minuti
Tempo di cottura: 30 minuti
Porzioni: 4

Ingredienti:
- 1 libbra di carote baby, tagliate
- 1 cucchiaio di paprika dolce
- 1 cucchiaino di succo di lime
- 3 cucchiai di olio d'oliva
- Un pizzico di pepe nero
- 1 cucchiaino di semi di sesamo

Indicazioni:
1. Disporre le carote su una teglia foderata, aggiungere la paprika e gli altri ingredienti tranne i semi di sesamo, saltare, infornare e cuocere a 200 gradi per 30 minuti.
2. Dividere le carote nei piatti, cospargere di semi di sesamo e servire come contorno.

Nutrizione:calorie 142, grassi 11,3, fibre 4,1, carboidrati 11,4, proteine 1,2

Padella cremosa di patate

Tempo di preparazione: 10 minuti
Tempo di cottura: 1 ora
Porzioni: 8

Ingredienti:
- 1 libbra di patate dorate, sbucciate e tagliate a spicchi
- 2 cucchiai di olio d'oliva
- 1 cipolla rossa, tritata
- 2 spicchi d'aglio, tritati
- 2 tazze di crema di cocco
- 1 cucchiaio di timo, tritato
- ¼ cucchiaino di noce moscata, macinata
- ½ tazza di parmigiano magro, grattugiato

Indicazioni:
1. Scaldare una padella con l'olio a fuoco medio, aggiungere la cipolla e l'aglio e far rosolare per 5 minuti.
2. Aggiungere le patate e farle rosolare per altri 5 minuti.
3. Aggiungere la panna e il resto degli ingredienti, mescolare delicatamente, portare a ebollizione e cuocere a fuoco medio per altri 40 minuti.
4. Dividete il composto nei piatti e servite come contorno.

Nutrizione:calorie 230, grassi 19,1, fibre 3,3, carboidrati 14,3, proteine 3,6

Cavolo cappuccio al sesamo

Tempo di preparazione: 10 minuti
Tempo di cottura: 20 minuti
Porzioni: 4

Ingredienti:

- 1 libbra di cavolo verde, tritato grossolanamente
- 2 cucchiai di olio d'oliva
- Un pizzico di pepe nero
- 1 scalogno, tritato
- 2 spicchi d'aglio, tritati
- 2 cucchiai di aceto balsamico
- 2 cucchiaini di paprika piccante
- 1 cucchiaino di semi di sesamo

Indicazioni:

1. Scaldare una padella con l'olio a fuoco medio, aggiungere lo scalogno e l'aglio e far rosolare per 5 minuti.
2. Aggiungere il cavolo cappuccio e gli altri ingredienti, saltare, cuocere a fuoco medio per 15 minuti, distribuire nei piatti e servire.

Nutrizione:calorie 101, grassi 7,6, fibre 3,4, carboidrati 84, proteine 1,9

Broccoli al coriandolo

Tempo di preparazione: 10 minuti
Tempo di cottura: 30 minuti
Porzioni: 4

Ingredienti:
- 2 cucchiai di olio d'oliva
- 1 libbra di cimette di broccoli
- 2 spicchi d'aglio, tritati
- 2 cucchiai di salsa al peperoncino
- 1 cucchiaio di succo di limone
- Un pizzico di pepe nero
- 2 cucchiai di coriandolo, tritato

Indicazioni:
1. In una teglia unire i broccoli con l'olio, l'aglio e gli altri ingredienti, rigirarli un po', infornare e cuocere a 200 gradi per 30 minuti.
2. Dividete il composto nei piatti e servite come contorno.

Nutrizione:calorie 103, grassi 7,4, fibre 3, carboidrati 8,3, proteine 3,4

Cavolini di Bruxelles al peperoncino

Tempo di preparazione: 10 minuti
Tempo di cottura: 25 minuti
Porzioni: 4

Ingredienti:
- 1 cucchiaio di olio d'oliva
- 1 libbra di cavolini di Bruxelles, tagliati a metà
- 2 spicchi d'aglio, tritati
- ½ tazza di mozzarella a basso contenuto di grassi, grattugiata
- Un pizzico di scaglie di pepe, tritate

Indicazioni:
1. In una teglia unire i germogli con l'olio e gli altri ingredienti tranne il formaggio e saltare.
2. Cospargere il formaggio sopra, introdurre nel forno e cuocere a 200 gradi F per 25 minuti.
3. Distribuire nei piatti e servire come contorno.

Nutrizione:calorie 91, grassi 4,5, fibre 4,3, carboidrati 10,9, proteine 5

Mix di cavolini di Bruxelles e cipolle verdi

Tempo di preparazione: 10 minuti
Tempo di cottura: 25 minuti
Porzioni: 4

Ingredienti:
- 2 cucchiai di olio d'oliva
- 1 libbra di cavolini di Bruxelles, tagliati a metà
- 3 cipolle verdi, tritate
- 2 spicchi d'aglio, tritati
- 1 cucchiaio di aceto balsamico
- 1 cucchiaio di paprika dolce
- Un pizzico di pepe nero

Indicazioni:
1. In una teglia, unire i cavolini di Bruxelles con l'olio e gli altri ingredienti, mescolare e cuocere a 200 gradi per 25 minuti.
2. Dividete il composto nei piatti e servite.

Nutrizione:calorie 121, grassi 7,6, fibre 5,2, carboidrati 12,7, proteine 4,4

purea di cavolfiore

Tempo di preparazione: 10 minuti
Tempo di cottura: 25 minuti
Porzioni: 4

Ingredienti:
- Cimette di cavolfiore da 2 libbre
- ½ tazza di latte di cocco
- Un pizzico di pepe nero
- ½ tazza di panna acida a basso contenuto di grassi
- 1 cucchiaio di coriandolo, tritato
- 1 cucchiaio di erba cipollina, tritata

Indicazioni:
1. Mettere il cavolfiore in una pentola, aggiungere acqua fino a coprire, portare a bollore a fuoco medio, cuocere per 25 minuti e scolare.
2. Schiacciare il cavolfiore, aggiungere il latte, il pepe nero e la panna, frullare bene, dividere nei piatti, cospargere il resto degli ingredienti e servire.

Nutrizione:calorie 188, grassi 13,4, fibre 6,4, carboidrati 15, proteine 6,1

insalata di avocado

Tempo di preparazione: 5 minuti
Tempo di cottura: 0 minuti
Porzioni: 4

Ingredienti:
- 2 cucchiai di olio d'oliva
- 2 avocado, sbucciati, snocciolati e tagliati a spicchi
- 1 tazza di olive kalamata, snocciolate e tagliate a metà
- 1 tazza di pomodori, a cubetti
- 1 cucchiaio di zenzero, grattugiato
- Un pizzico di pepe nero
- 2 tazze di rucola per bambini
- 1 cucchiaio di aceto balsamico

Indicazioni:
1. In una ciotola, unire gli avocado con la kalamata e gli altri ingredienti, mescolare e servire come contorno.

Nutrizione:calorie 320, grassi 30,4, fibre 8,7, carboidrati 13,9, proteine 3

Insalata Di Ravanelli

Tempo di preparazione: 5 minuti
Tempo di cottura: 0 minuti
Porzioni: 4

Ingredienti:
- 2 cipolle verdi, affettate
- 1 libbra di ravanelli, a cubetti
- 2 cucchiai di aceto balsamico
- 2 cucchiai di olio d'oliva
- 1 cucchiaino di peperoncino in polvere
- 1 tazza di olive nere, snocciolate e tagliate a metà
- Un pizzico di pepe nero

Indicazioni:
1. In una grande insalatiera, unire i ravanelli con le cipolle e gli altri ingredienti, mescolare e servire come contorno.

Nutrizione:calorie 123, grassi 10,8, fibre 3,3, carboidrati 7, proteine 1,3

Insalata Di Indivia Al Limone

Tempo di preparazione: 5 minuti
Tempo di cottura: 0 minuti
Porzioni: 4

Ingredienti:

- 2 indivie, tagliate grossolanamente
- 1 cucchiaio di aneto, tritato
- ¼ tazza di succo di limone
- ¼ tazza di olio d'oliva
- 2 tazze di spinaci per bambini
- 2 pomodori, tagliati a cubetti
- 1 cetriolo, affettato
- ½ tazza di noci, tritate

Indicazioni:

1. In una ciotola capiente unire le indivie con gli spinaci e gli altri ingredienti, saltare e servire come contorno.

Nutrizione:calorie 238, grassi 22,3, fibre 3,1, carboidrati 8,4, proteine 5,7

Mix di olive e mais

Tempo di preparazione: 5 minuti
Tempo di cottura: 0 minuti
Porzioni: 4

Ingredienti:
- 2 cucchiai di olio d'oliva
- 1 cucchiaio di aceto balsamico
- Un pizzico di pepe nero
- 4 tazze di mais
- 2 tazze di olive nere, snocciolate e tagliate a metà
- 1 cipolla rossa, tritata
- ½ tazza di pomodorini, dimezzati
- 1 cucchiaio di basilico, tritato
- 1 cucchiaio di jalapeno, tritato
- 2 tazze di lattuga romana, sminuzzata

Indicazioni:
1. In una ciotola capiente unire il mais con le olive, la lattuga e gli altri ingredienti, mescolare bene, dividere nei piatti e servire come contorno.

Nutrizione:calorie 290, grassi 16,1, fibre 7,4, carboidrati 37,6, proteine 6,2

Insalata di rucola e pinoli

Tempo di preparazione: 5 minuti
Tempo di cottura: 0 minuti
Porzioni: 4

Ingredienti:
- ¼ tazza di semi di melograno
- 5 tazze di rucola per bambini
- 6 cucchiai di cipolle verdi, tritate
- 1 cucchiaio di aceto balsamico
- 2 cucchiai di olio d'oliva
- 3 cucchiai di pinoli
- ½ scalogno, tritato

Indicazioni:
1. In un'insalatiera, unire la rucola con il melograno e gli altri ingredienti, mescolare e servire.

Nutrizione:calorie 120, grassi 11,6, fibre 0,9, carboidrati 4,2, proteine 1,8

Mandorle e Spinaci

Tempo di preparazione: 10 minuti
Tempo di cottura: 0 minuti
Porzioni: 4

Ingredienti:
- 2 cucchiai di olio d'oliva
- 2 avocado, sbucciati, snocciolati e tagliati a spicchi
- 3 tazze di spinaci per bambini
- ¼ tazza di mandorle, tostate e tritate
- 1 cucchiaio di succo di limone
- 1 cucchiaio di coriandolo, tritato

Indicazioni:
1. In una ciotola unire gli avocado con le mandorle, gli spinaci e gli altri ingredienti, mescolare e servire come contorno.

Nutrizione:calorie 181, grassi 4, fibre 4,8, carboidrati 11,4, proteine 6

Insalata di fagiolini e mais

Tempo di preparazione: 4 minuti
Tempo di cottura: 0 minuti
Porzioni: 4

Ingredienti:
- Succo di 1 lime
- 2 tazze di lattuga romana, sminuzzata
- 1 tazza di mais
- ½ libbra di fagiolini, sbollentati e tagliati a metà
- 1 cetriolo, tritato
- 1/3 tazza di erba cipollina, tritata

Indicazioni:
1. In una ciotola, unire i fagiolini con il mais e gli altri ingredienti, mescolare e servire.

Nutrizione:calorie 225, grassi 12, fibre 2,4, carboidrati 11,2, proteine 3,5

Insalata Di Indivia E Cavolo Riccio

Tempo di preparazione: 4 minuti
Tempo di cottura: 0 minuti
Porzioni: 4

Ingredienti:
- 3 cucchiai di olio d'oliva
- 2 indivie, mondate e sminuzzate
- 2 cucchiai di succo di lime
- 1 cucchiaio di scorza di lime, grattugiata
- 1 cipolla rossa, affettata
- 1 cucchiaio di aceto balsamico
- 1 libbra di cavolo cappuccio, strappato
- Un pizzico di pepe nero

Indicazioni:
1. In una ciotola unire le indivie con il cavolo cappuccio e gli altri ingredienti, mescolare bene e servire fredda come insalata di contorno.

Nutrizione:calorie 270, grassi 11,4, fibre 5, carboidrati 14,3, proteine 5,7

Insalata Di Edamame

Tempo di preparazione: 5 minuti
Tempo di cottura: 6 minuti
Porzioni: 4

Ingredienti:
- 2 cucchiai di olio d'oliva
- 2 cucchiai di aceto balsamico
- 2 spicchi d'aglio, tritati
- 3 tazze di edamame, sgusciato
- 1 cucchiaio di erba cipollina, tritata
- 2 scalogni, tritati

Indicazioni:
1. Scaldare una padella con l'olio a fuoco medio, aggiungere l'edamame, l'aglio e gli altri ingredienti, far saltare, cuocere per 6 minuti, distribuire nei piatti e servire.

Nutrizione:calorie 270, grassi 8,4, fibre 5,3, carboidrati 11,4, proteine 6

Insalata di uva e avocado

Tempo di preparazione: 5 minuti
Tempo di cottura: 0 minuti
Porzioni: 4

Ingredienti:
- 2 tazze di spinaci per bambini
- 2 avocado, sbucciati, snocciolati e tagliati grossolanamente a cubetti
- 1 cetriolo, affettato
- 1 tazza e ½ di uva verde, dimezzata
- 2 cucchiai di olio di avocado
- 1 cucchiaio di aceto di sidro
- 2 cucchiai di prezzemolo tritato
- Un pizzico di pepe nero

Indicazioni:
1. In un'insalatiera, unire gli spinaci novelli con gli avocado e gli altri ingredienti, mescolare e servire.

Nutrizione:calorie 277, grassi 11,4, fibre 5, carboidrati 14,6, proteine 4

Mix di melanzane all'origano

Tempo di preparazione: 10 minuti
Tempo di cottura: 20 minuti
Porzioni: 4

Ingredienti:
- 2 melanzane grandi, tagliate grossolanamente a cubetti
- 1 cucchiaio di origano, tritato
- ½ tazza di parmigiano magro, grattugiato
- ¼ cucchiaino di aglio in polvere
- 2 cucchiai di olio d'oliva
- Un pizzico di pepe nero

Indicazioni:
1. In una teglia unire le melanzane con l'origano e gli altri ingredienti tranne il formaggio e saltare.
2. Cospargete di parmigiano, infornate e infornate a 180° per 20 minuti.
3. Distribuire nei piatti e servire come contorno.

Nutrizione:calorie 248, grassi 8,4, fibre 4, carboidrati 14,3, proteine 5,4

Mix Di Pomodori Al Forno

Tempo di preparazione: 10 minuti
Tempo di cottura: 20 minuti
Porzioni: 4

Ingredienti:
- 2 libbre di pomodori, dimezzati
- 1 cucchiaio di basilico, tritato
- 3 cucchiai di olio d'oliva
- Scorza di 1 limone, grattugiata
- 3 spicchi d'aglio, tritati
- ¼ tazza di parmigiano magro, grattugiato
- Un pizzico di pepe nero

Indicazioni:
1. In una teglia unire i pomodorini con il basilico e gli altri ingredienti tranne il formaggio e saltare.
2. Spolverizzate sopra il parmigiano, infornate a 180° per 20 minuti, distribuite nei piatti e servite come contorno.

Nutrizione:calorie 224, grassi 12, fibre 4,3, carboidrati 10,8, proteine 5,1

Funghi Al Timo

Tempo di preparazione: 10 minuti
Tempo di cottura: 30 minuti
Porzioni: 4

Ingredienti:

- 2 libbre di funghi bianchi, dimezzati
- 4 spicchi d'aglio, tritati
- 2 cucchiai di olio d'oliva
- 1 cucchiaio di timo, tritato
- 2 cucchiai di prezzemolo tritato
- Pepe nero al gusto

Indicazioni:

1. In una teglia, unire i funghi con l'aglio e gli altri ingredienti, saltare, infornare e cuocere a 200 gradi per 30 minuti.
2. Distribuire nei piatti e servire come contorno.

Nutrizione:calorie 251, grassi 9,3, fibre 4, carboidrati 13,2, proteine 6

Salsa Di Spinaci E Mais

Tempo di preparazione: 10 minuti
Tempo di cottura: 15 minuti
Porzioni: 4

Ingredienti:
- 1 tazza di mais
- 1 libbra di foglie di spinaci
- 1 cucchiaino di paprika dolce
- 1 cucchiaio di olio d'oliva
- 1 cipolla gialla, tritata
- ½ tazza di basilico, spezzettato
- Un pizzico di pepe nero
- ½ cucchiaino di peperoncino in scaglie

Indicazioni:
1. Scaldare una padella con l'olio a fuoco medio-alto, aggiungere la cipolla, mescolare e far rosolare per 5 minuti.
2. Aggiungere il mais, gli spinaci e gli altri ingredienti, saltare, cuocere a fuoco medio per altri 10 minuti, distribuire nei piatti e servire.

Nutrizione:calorie 201, grassi 13,1, fibre 2,5, carboidrati 14,4, proteine 3,7

Sauté di mais e scalogno

Tempo di preparazione: 10 minuti
Tempo di cottura: 15 minuti
Porzioni: 4

Ingredienti:
- 4 tazze di mais
- 1 cucchiaio di olio di avocado
- 2 scalogni, tritati
- 1 cucchiaino di peperoncino in polvere
- 2 cucchiai di concentrato di pomodoro, senza sale
- 3 scalogni, tritati
- Un pizzico di pepe nero

Indicazioni:
1. Scaldare una padella con l'olio a fuoco medio-alto, aggiungere lo scalogno e il peperoncino in polvere, mescolare e far rosolare per 5 minuti.
2. Aggiungere il mais e gli altri ingredienti, mescolare, cuocere per altri 10 minuti, dividere nei piatti e servire come contorno.

Nutrizione:calorie 259, grassi 11,1, fibre 2,6, carboidrati 13,2, proteine 3,5

Insalata Di Spinaci E Mango

Tempo di preparazione: 10 minuti
Tempo di cottura: 0 minuti
Porzioni: 4

Ingredienti:
- 1 tazza di mango, sbucciato e tagliato a cubetti
- 4 tazze di spinaci per bambini
- 1 cucchiaio di olio d'oliva
- 2 cipollotti, tritati
- 1 cucchiaio di succo di limone
- 1 cucchiaio di capperi, scolati, senza sale
- 1/3 tazza di mandorle, tritate

Indicazioni:
1. In una ciotola mescolare gli spinaci con il mango e gli altri ingredienti, saltare e servire.

Nutrizione:calorie 200, grassi 7,4, fibre 3, carboidrati 4,7, proteine 4,4

Patate Alla Senape

Tempo di preparazione: 5 minuti
Tempo di cottura: 1 ora
Porzioni: 4

Ingredienti:

- 1 libbra di patate dorate, sbucciate e tagliate a spicchi
- 2 cucchiai di olio d'oliva
- Un pizzico di pepe nero
- 2 cucchiai di rosmarino, tritato
- 1 cucchiaio di senape di Digione
- 2 spicchi d'aglio, tritati

Indicazioni:

1. In una teglia, unire le patate con l'olio e gli altri ingredienti, saltare, infornare a 200 gradi e cuocere per circa 1 ora.
2. Distribuire nei piatti e servire subito come contorno.

Nutrizione:calorie 237, grassi 11,5, fibre 6,4, carboidrati 14,2, proteine 9

Cavolini di Bruxelles al cocco

Tempo di preparazione: 5 minuti
Tempo di cottura: 30 minuti
Porzioni: 4

Ingredienti:
- 1 libbra di cavolini di Bruxelles, tagliati a metà
- 1 tazza di crema al cocco
- 1 cucchiaio di olio d'oliva
- 2 scalogni, tritati
- Un pizzico di pepe nero
- ½ tazza di anacardi, tritati

Indicazioni:
1. In una teglia, unire i germogli con la panna e il resto degli ingredienti, saltare e cuocere in forno per 30 minuti a 180 gradi.
2. Distribuire nei piatti e servire come contorno.

Nutrizione:calorie 270, grassi 6,5, fibre 5,3, carboidrati 15,9, proteine 3,4

Carote Salvia

Tempo di preparazione: 10 minuti
Tempo di cottura: 30 minuti
Porzioni: 4

Ingredienti:
- 2 cucchiai di olio d'oliva
- 2 cucchiaini di paprika dolce
- 1 libbra di carote, sbucciate e tagliate grossolanamente a cubetti
- 1 cipolla rossa, tritata
- 1 cucchiaio di salvia, tritata
- Un pizzico di pepe nero

Indicazioni:
1. In una teglia, unire le carote con l'olio e gli altri ingredienti, saltare e cuocere a 180° per 30 minuti.
2. Distribuire nei piatti e servire.

Nutrizione:calorie 200, grassi 8,7, fibre 2,5, carboidrati 7,9, proteine 4

Funghi Aglio E Mais

Tempo di preparazione: 10 minuti
Tempo di cottura: 20 minuti
Porzioni: 4

Ingredienti:
- 1 libbra di funghi bianchi, dimezzati
- 2 tazze di mais
- 2 cucchiai di olio d'oliva
- 4 spicchi d'aglio, tritati
- 1 tazza di pomodori in scatola, senza sale aggiunto, tritati
- Un pizzico di pepe nero
- ½ cucchiaino di peperoncino in polvere

Indicazioni:
1. Scaldare una padella con l'olio a fuoco medio, aggiungere i funghi, l'aglio e il mais, mescolare e far rosolare per 10 minuti.
2. Aggiungere il resto degli ingredienti, mescolare, cuocere a fuoco medio per altri 10 minuti, distribuire nei piatti e servire.

Nutrizione:calorie 285, grassi 13, fibre 2,2, carboidrati 14,6, proteine 6,7.

Pesto Di Fagioli Verdi

Tempo di preparazione: 10 minuti
Tempo di cottura: 15 minuti
Porzioni: 4

Ingredienti:

- 2 cucchiai di pesto di basilico
- 2 cucchiaini di paprika dolce
- 1 libbra di fagiolini, tagliati a metà
- Succo di 1 limone
- 2 cucchiai di olio d'oliva
- 1 cipolla rossa, affettata
- Un pizzico di pepe nero

Indicazioni:

1. Scaldare una padella con l'olio a fuoco medio-alto, aggiungere la cipolla, mescolare e far rosolare per 5 minuti.
2. Aggiungere i fagioli e il resto degli ingredienti, mescolare, cuocere a fuoco medio per 10 minuti, dividere nei piatti e servire.

Nutrizione:calorie 280, grassi 10, fibre 7,6, carboidrati 13,9, proteine 4,7

Pomodori dragoncello

Tempo di preparazione: 5 minuti
Tempo di cottura: 0 minuti
Porzioni: 4

Ingredienti:
- 1 cucchiaio e ½ di olio d'oliva
- 1 libbra di pomodori, tagliati a spicchi
- 1 cucchiaio di succo di lime
- 1 cucchiaio di scorza di lime, grattugiata
- 2 cucchiai di dragoncello, tritato
- Un pizzico di pepe nero

Indicazioni:
1. In una ciotola, unire i pomodori con gli altri ingredienti, saltare e servire come insalata di contorno.

Nutrizione:calorie 170, grassi 4, fibre 2,1, carboidrati 11,8, proteine 6

Barbabietole Di Mandorle

Tempo di preparazione: 10 minuti
Tempo di cottura: 30 minuti
Porzioni: 4

Ingredienti:
- 4 barbabietole, sbucciate e tagliate a spicchi
- 3 cucchiai di olio d'oliva
- 2 cucchiai di mandorle, tritate
- 2 cucchiai di aceto balsamico
- Un pizzico di pepe nero
- 2 cucchiai di prezzemolo tritato

Indicazioni:
1. In una teglia unire le barbabietole con l'olio e gli altri ingredienti, saltare, infornare e cuocere a 200° per 30 minuti.
2. Dividete il composto nei piatti e servite.

Nutrizione: calorie 230, grassi 11, fibre 4,2, carboidrati 7,3, proteine 3,6

Pomodori Menta E Mais

Tempo di preparazione: 5 minuti
Tempo di cottura: 0 minuti
Porzioni: 4

Ingredienti:
- 2 cucchiai di menta, tritata
- 1 libbra di pomodori, tagliati a spicchi
- 2 tazze di mais
- 2 cucchiai di olio d'oliva
- 1 cucchiaio di aceto di rosmarino
- Un pizzico di pepe nero

Indicazioni:
1. In un'insalatiera, unire i pomodori con il mais e gli altri ingredienti, saltare e servire.

Divertiti!

Nutrizione:calorie 230, grassi 7,2, fibre 2, carboidrati 11,6, proteine 4

Salsa di zucchine e avocado

Tempo di preparazione: 5 minuti
Tempo di cottura: 10 minuti
Porzioni: 4

Ingredienti:
- 2 cucchiai di olio d'oliva
- 2 zucchine, tagliate a cubetti
- 1 avocado, sbucciato, snocciolato e tagliato a cubetti
- 2 pomodori, tagliati a cubetti
- 1 cetriolo, a cubetti
- 1 cipolla gialla, tritata
- 2 cucchiai di succo di lime fresco
- 2 cucchiai di coriandolo, tritato

Indicazioni:
1. Scaldare una padella con l'olio a fuoco medio, aggiungere la cipolla e le zucchine, far saltare e cuocere per 5 minuti.
2. Aggiungere il resto degli ingredienti, mescolare, cuocere per altri 5 minuti, distribuire nei piatti e servire.

Nutrizione:calorie 290, grassi 11,2, fibre 6,1, carboidrati 14,7, proteine 5,6

Mix di mele e cavoli

Tempo di preparazione: 5 minuti
Tempo di cottura: 0 minuti
Porzioni: 4

Ingredienti:
- 2 mele verdi, private del torsolo e tagliate a cubetti
- 1 testa di cavolo cappuccio, sminuzzata
- 2 cucchiai di aceto balsamico
- ½ cucchiaino di semi di cumino
- 2 cucchiai di olio d'oliva
- Pepe nero al gusto

Indicazioni:
1. In una ciotola unire il cavolo cappuccio con le mele e gli altri ingredienti, saltare e servire come insalata di contorno.

Nutrizione:calorie 165, grassi 7,4, fibre 7,3, carboidrati 26, proteine 2,6

Barbabietole Arrosto

Tempo di preparazione: 10 minuti
Tempo di cottura: 30 minuti
Porzioni: 4

Ingredienti:
- 4 barbabietole, sbucciate e tagliate a spicchi
- 2 cucchiai di olio d'oliva
- 2 spicchi d'aglio, tritati
- Un pizzico di pepe nero
- ¼ tazza di prezzemolo tritato
- ¼ tazza di noci, tritate

Indicazioni:
1. In una teglia, unire le barbabietole con l'olio e gli altri ingredienti, mescolare per ricoprire, infornare a 200 gradi, cuocere per 30 minuti, dividere nei piatti e servire come contorno.

Nutrizione:calorie 156, grassi 11,8, fibre 2,7, carboidrati 11,5, proteine 3,8

Cavolo all'aneto

Tempo di preparazione: 10 minuti
Tempo di cottura: 15 minuti
Porzioni: 4

Ingredienti:
- 1 libbra di cavolo verde, tagliuzzato
- 1 cipolla gialla, tritata
- 1 pomodoro, a cubetti
- 1 cucchiaio di aneto, tritato
- Un pizzico di pepe nero
- 1 cucchiaio di olio d'oliva

Indicazioni:
1. Scaldare una padella con l'olio a fuoco medio, aggiungere la cipolla e far rosolare per 5 minuti.
2. Aggiungere il cavolo cappuccio e il resto degli ingredienti, saltare, cuocere a fuoco medio per 10 minuti, distribuire nei piatti e servire.

Nutrizione:calorie 74, grassi 3,7, fibre 3,7, carboidrati 10,2, proteine 2,1

Insalata Di Cavoli E Carote

Tempo di preparazione: 5 minuti
Tempo di cottura: 0 minuti
Porzioni: 4

Ingredienti:
- 2 scalogni, tritati
- 2 carote, grattugiate
- 1 testa di cavolo cappuccio grande, sminuzzata
- 1 cucchiaio di olio d'oliva
- 1 cucchiaio di aceto rosso
- Un pizzico di pepe nero
- 1 cucchiaio di succo di lime

Indicazioni:
1. In una ciotola mescolare il cavolo cappuccio con lo scalogno e gli altri ingredienti, saltare e servire come insalata di contorno.

Nutrizione:calorie 106, grassi 3,8, fibre 6,5, carboidrati 18, proteine 3,3

Salsa Di Pomodoro E Olive

Tempo di preparazione: 10 minuti
Tempo di cottura: 0 minuti
Porzioni: 6

Ingredienti:
- 1 libbra di pomodorini, dimezzati
- 2 cucchiai di olio d'oliva
- 1 tazza di olive kalamata, snocciolate e tagliate a metà
- Un pizzico di pepe nero
- 1 cipolla rossa, tritata
- 1 cucchiaio di aceto balsamico
- ¼ tazza di coriandolo, tritato

Indicazioni:
1. In una ciotola, mescolare i pomodori con le olive e gli altri ingredienti, saltare e servire come insalata di contorno.

Nutrizione:calorie 131, grassi 10,9, fibre 3,1, carboidrati 9,2, proteine 1,6

Insalata Di Zucchine

Tempo di preparazione: 4 minuti
Tempo di cottura: 0 minuti
Porzioni: 4

Ingredienti:
- 2 zucchine, tagliate a spirale
- 1 cipolla rossa, affettata
- 1 cucchiaio di pesto di basilico
- 1 cucchiaio di succo di limone
- 1 cucchiaio di olio d'oliva
- ½ tazza di coriandolo, tritato
- Pepe nero al gusto

Indicazioni:
1. In un'insalatiera mescolare le zucchine con la cipolla e gli altri ingredienti, far saltare e servire.

Nutrizione:calorie 58, grassi 3,8, fibre 1,8, carboidrati 6, proteine 1,6

Slaw di carote al curry

Tempo di preparazione: 4 minuti
Tempo di cottura: 0 minuti
Porzioni: 4

Ingredienti:
- 1 libbra di carote, sbucciate e grattugiate grossolanamente
- 2 cucchiai di olio di avocado
- 2 cucchiai di succo di limone
- 3 cucchiai di semi di sesamo
- ½ cucchiaino di curry in polvere
- 1 cucchiaino di rosmarino, essiccato
- ½ cucchiaino di cumino, macinato

Indicazioni:
1. In una ciotola mescolate le carote con l'olio, il succo di limone e gli altri ingredienti, saltate e servite fredde come contorno di insalata.

Nutrizione:calorie 99, grassi 4,4, fibre 4,2, carboidrati 13,7, proteine 2,4

Insalata di lattuga e barbabietola

Tempo di preparazione: 5 minuti
Tempo di cottura: 0 minuti
Porzioni: 4

Ingredienti:
- 1 cucchiaio di zenzero, grattugiato
- 2 spicchi d'aglio, tritati
- 4 tazze di lattuga romana, strappata
- 1 barbabietola, sbucciata e grattugiata
- 2 cipolle verdi, tritate
- 1 cucchiaio di aceto balsamico
- 1 cucchiaio di semi di sesamo

Indicazioni:
1. In una ciotola, unire la lattuga con lo zenzero, l'aglio e gli altri ingredienti, mescolare e servire come contorno.

Nutrizione:calorie 42, grassi 1,4, fibre 1,5, carboidrati 6,7, proteine 1,4

Ravanelli alle erbe

Tempo di preparazione: 5 minuti
Tempo di cottura: 0 minuti
Porzioni: 4

Ingredienti:
- 1 libbra di ravanelli rossi, tagliati grossolanamente a cubetti
- 1 cucchiaio di erba cipollina, tritata
- 1 cucchiaio di prezzemolo tritato
- 1 cucchiaio di origano, tritato
- 2 cucchiai di olio d'oliva
- 1 cucchiaio di succo di lime
- Pepe nero al gusto

Indicazioni:
1. In un'insalatiera mescolare i ravanelli con l'erba cipollina e gli altri ingredienti, saltare e servire.

Nutrizione:calorie 85, grassi 7,3, fibre 2,4, carboidrati 5,6, proteine 1

Preparato Di Finocchi Al Forno

Tempo di preparazione: 5 minuti
Tempo di cottura: 20 minuti
Porzioni: 4

Ingredienti:
- 2 finocchi, affettati
- 1 cucchiaino di paprika dolce
- 1 cipolla rossa piccola, affettata
- 2 cucchiai di olio d'oliva
- 2 cucchiai di succo di lime
- 2 cucchiai di aneto, tritato
- Pepe nero al gusto

Indicazioni:
1. In una teglia, unire i finocchi con la paprika e gli altri ingredienti, saltare e infornare a 180° per 20 minuti.
2. Dividete il composto nei piatti e servite.

Nutrizione:calorie 114, grassi 7,4, fibre 4,5, carboidrati 13,2, proteine 2,1

Peperoni Arrostiti

Tempo di preparazione: 10 minuti
Tempo di cottura: 30 minuti
Porzioni: 4

Ingredienti:
- 1 libbra di peperoni misti, tagliati a spicchi
- 1 cipolla rossa, affettata sottilmente
- 2 cucchiai di olio d'oliva
- Pepe nero al gusto
- 1 cucchiaio di origano, tritato
- 2 cucchiai di foglie di menta, tritate

Indicazioni:
1. In una teglia, unire i peperoni con la cipolla e gli altri ingredienti, saltare e cuocere a 180° per 30 minuti.
2. Dividete il composto nei piatti e servite.

Nutrizione:calorie 240, grassi 8,2, fibre 4,2, carboidrati 11,3, proteine 5,6

Sauté di datteri e cavolo cappuccio

Tempo di preparazione: 5 minuti
Tempo di cottura: 15 minuti
Porzioni: 4

Ingredienti:
- 1 libbra di cavolo rosso, tagliuzzato
- 8 datteri, denocciolati e affettati
- 2 cucchiai di olio d'oliva
- ¼ tazza di brodo vegetale a basso contenuto di sodio
- 2 cucchiai di erba cipollina, tritata
- 2 cucchiai di succo di limone
- Pepe nero al gusto

Indicazioni:
1. Scaldare una padella con l'olio a fuoco medio, aggiungere il cavolo cappuccio e i datteri, saltare e cuocere per 4 minuti.
2. Aggiungere il brodo e gli altri ingredienti, far saltare, cuocere a fuoco medio per altri 11 minuti, distribuire nei piatti e servire.

Nutrizione:calorie 280, grassi 8,1, fibre 4,1, carboidrati 8,7, proteine 6,3

Misto Di Fagioli Neri

Tempo di preparazione: 4 minuti
Tempo di cottura: 0 minuti
Porzioni: 4

Ingredienti:
- 3 tazze di fagioli neri in scatola, senza sale aggiunto, scolati e sciacquati
- 1 tazza di pomodorini, dimezzati
- 2 scalogni, tritati
- 3 cucchiai di olio d'oliva
- 1 cucchiaio di aceto balsamico
- Pepe nero al gusto
- 1 cucchiaio di erba cipollina, tritata

Indicazioni:
1. In una ciotola unire i fagioli con i pomodori e gli altri ingredienti, saltare e servire freddi come contorno.

Nutrizione:calorie 310, grassi 11,0, fibre 5,3, carboidrati 19,6, proteine 6,8

Mix Di Olive E Indivia

Tempo di preparazione: 4 minuti
Tempo di cottura: 0 minuti
Porzioni: 4

Ingredienti:
- 2 cipollotti, tritati
- 2 indivie, sminuzzate
- 1 tazza di olive nere, snocciolate e affettate
- ½ tazza di olive kalamata, snocciolate e affettate
- ¼ tazza di aceto di mele
- 2 cucchiai di olio d'oliva
- 1 cucchiaio di coriandolo, tritato

Indicazioni:
1. In una ciotola mescolate le scarole con le olive e gli altri ingredienti, saltate e servite.

Nutrizione:calorie 230, grassi 9,1, fibre 6,3, carboidrati 14,6, proteine 7,2

Insalata Di Pomodori E Cetrioli

Tempo di preparazione: 5 minuti
Tempo di cottura: 0 minuti
Porzioni: 4

Ingredienti:
- ½ libbra di pomodori, a cubetti
- 2 cetrioli, affettati
- 1 cucchiaio di olio d'oliva
- 2 cipollotti, tritati
- Pepe nero al gusto
- Succo di 1 lime
- ½ tazza di basilico, tritato

Indicazioni:
1. In un'insalatiera, unire i pomodori con il cetriolo e gli altri ingredienti, saltare e servire freddo.

Nutrizione:calorie 224, grassi 11,2, fibre 5,1, carboidrati 8,9, proteine 6,2

Insalata Di Peperoni E Carote

Tempo di preparazione: 5 minuti
Tempo di cottura: 0 minuti
Porzioni: 4

Ingredienti:
- 1 tazza di pomodorini, dimezzati
- 1 peperone giallo, tritato
- 1 peperone rosso, tritato
- 1 peperone verde, tritato
- ½ libbra di carote, tritate
- 3 cucchiai di aceto di vino rosso
- 2 cucchiai di olio d'oliva
- 1 cucchiaio di coriandolo, tritato
- Pepe nero al gusto

Indicazioni:
1. In un'insalatiera, mescolare i pomodori con i peperoni, le carote e gli altri ingredienti, mescolare e servire come insalata di contorno.

Nutrizione:calorie 123, grassi 4, fibre 8,4, carboidrati 14,4, proteine 1,1

Misto Di Fagioli Neri E Riso

Tempo di preparazione: 10 minuti
Tempo di cottura: 30 minuti
Porzioni: 4

Ingredienti:
- 2 cucchiai di olio d'oliva
- 1 cipolla gialla, tritata
- 1 tazza di fagioli neri in scatola, senza sale aggiunto, scolati e sciacquati
- 2 tazze di riso nero
- 4 tazze di brodo di pollo a basso contenuto di sodio
- 2 cucchiai di timo, tritato
- Scorza di ½ limone, grattugiata
- Un pizzico di pepe nero

Indicazioni:
1. Scaldare una padella con l'olio a fuoco medio-alto, aggiungere la cipolla, mescolare e far rosolare per 4 minuti.
2. Aggiungere i fagioli, il riso e gli altri ingredienti, mescolare, portare a bollore e cuocere a fuoco medio per 25 minuti.
3. Mescolare il composto, dividere nei piatti e servire.

Nutrizione:calorie 290, grassi 15,3, fibre 6,2, carboidrati 14,6, proteine 8

Mix di riso e cavolfiore

Tempo di preparazione: 10 minuti
Tempo di cottura: 25 minuti
Porzioni: 4

Ingredienti:
- 1 tazza di cimette di cavolfiore
- 1 tazza di riso bianco
- 2 tazze di brodo di pollo a basso contenuto di sodio
- 1 cucchiaio di olio di avocado
- 2 scalogni, tritati
- ¼ tazza di mirtilli rossi
- ½ tazza di mandorle, affettate

Indicazioni:
1. Scaldare una padella con l'olio a fuoco medio, aggiungere gli scalogni, mescolare e far rosolare per 5 minuti.
2. Aggiungere il cavolfiore, il riso e gli altri ingredienti, mescolare, portare a bollore e cuocere a fuoco medio per 20 minuti.
3. Dividete il composto nei piatti e servite.

Nutrizione:calorie 290, grassi 15,1, fibre 5,6, carboidrati 7, proteine 4,5

Misto Di Fagioli Balsamici

Tempo di preparazione: 10 minuti
Tempo di cottura: 0 minuti
Porzioni: 4

Ingredienti:
- 2 tazze di fagioli neri in scatola, senza sale aggiunto, scolati e sciacquati
- 2 tazze di fagioli bianchi in scatola, senza sale aggiunto, scolati e sciacquati
- 2 cucchiai di aceto balsamico
- 2 cucchiai di olio d'oliva
- 1 cucchiaino di origano, essiccato
- 1 cucchiaino di basilico, essiccato
- 1 cucchiaio di erba cipollina, tritata

Indicazioni:
1. In un'insalatiera, unire i fagioli con l'aceto e gli altri ingredienti, mescolare e servire come insalata di contorno.

Nutrizione:calorie 322, grassi 15,1, fibre 10, carboidrati 22,0, proteine 7

Barbabietole cremose

Tempo di preparazione: 5 minuti
Tempo di cottura: 20 minuti
Porzioni: 4

Ingredienti:
- 1 libbra di barbabietole, sbucciate e tagliate a cubetti
- 1 cipolla rossa, tritata
- 1 cucchiaio di olio d'oliva
- ½ tazza di crema al cocco
- 4 cucchiai di yogurt magro
- 1 cucchiaio di erba cipollina, tritata

Indicazioni:
1. Scaldare una padella con l'olio a fuoco medio, aggiungere la cipolla, mescolare e far rosolare per 4 minuti.
2. Aggiungere le barbabietole, la panna e gli altri ingredienti, far saltare, cuocere a fuoco medio per altri 15 minuti, distribuire nei piatti e servire.

Nutrizione:calorie 250, grassi 13,4, fibre 3, carboidrati 13,3, proteine 6,4

Mix di avocado e peperoni

Tempo di preparazione: 10 minuti
Tempo di cottura: 14 minuti
Porzioni: 4

Ingredienti:
- 1 cucchiaio di olio di avocado
- 1 cucchiaino di paprika dolce
- 1 libbra di peperoni misti, tagliati a listarelle
- 1 avocado, sbucciato, snocciolato e tagliato a metà
- 1 cucchiaino di aglio in polvere
- 1 cucchiaino di rosmarino, essiccato
- ½ tazza di brodo vegetale a basso contenuto di sodio
- Pepe nero al gusto

Indicazioni:
1. Scaldare una padella con l'olio a fuoco medio-alto, aggiungere tutti i peperoni, mescolare e far rosolare per 5 minuti.
2. Aggiungere il resto degli ingredienti, mescolare, cuocere per altri 9 minuti a fuoco medio, dividere nei piatti e servire.

Nutrizione:calorie 245, grassi 13,8, fibre 5, carboidrati 22,5, proteine 5,4

Patate dolci e barbabietole arrosto

Tempo di preparazione: 10 minuti
Tempo di cottura: 1 ora
Porzioni: 4

Ingredienti:
- 3 cucchiai di olio d'oliva
- 2 patate dolci, sbucciate e tagliate a spicchi
- 2 barbabietole, sbucciate e tagliate a spicchi
- 1 cucchiaio di origano, tritato
- 1 cucchiaio di succo di lime
- Pepe nero al gusto

Indicazioni:
1. Disporre le patate dolci e le barbabietole su una teglia foderata, aggiungere il resto degli ingredienti, mescolare, infornare e cuocere a 180° per 1 ora/
2. Distribuire nei piatti e servire come contorno.

Nutrizione:calorie 240, grassi 11,2, fibre 4, carboidrati 8,6, proteine 12,1

Cavolo cappuccio saltato

Tempo di preparazione: 10 minuti
Tempo di cottura: 15 minuti
Porzioni: 4

Ingredienti:
- 2 cucchiai di olio d'oliva
- 3 cucchiai di amino di cocco
- 1 libbra di cavolo cappuccio, strappato
- 1 cipolla rossa, tritata
- 2 spicchi d'aglio, tritati
- 1 cucchiaio di succo di lime
- 1 cucchiaio di coriandolo, tritato

Indicazioni:
1. Scaldare una padella con l'olio d'oliva a fuoco medio, aggiungere la cipolla e l'aglio e far rosolare per 5 minuti.
2. Aggiungere il cavolo cappuccio e gli altri ingredienti, mescolare, cuocere a fuoco medio per 10 minuti, dividere nei piatti e servire.

Nutrizione:calorie 200, grassi 7,1, fibre 2, carboidrati 6,4, proteine 6

Carote speziate

Tempo di preparazione: 10 minuti
Tempo di cottura: 20 minuti
Porzioni: 4

Ingredienti:
- 1 cucchiaio di succo di limone
- 1 cucchiaio di olio d'oliva
- ½ cucchiaino di pimento, macinato
- ½ cucchiaino di cumino, macinato
- ½ cucchiaino di noce moscata, macinata
- 1 libbra di carote baby, tagliate
- 1 cucchiaio di rosmarino, tritato
- Pepe nero al gusto

Indicazioni:
1. In una teglia, unire le carote con il succo di limone, l'olio e gli altri ingredienti, saltare, infornare e cuocere a 200 gradi per 20 minuti.
2. Distribuire nei piatti e servire.

Nutrizione:calorie 260, grassi 11,2, fibre 4,5, carboidrati 8,3, proteine 4,3

Carciofi al limone

Tempo di preparazione: 10 minuti
Tempo di cottura: 20 minuti
Porzioni: 4

Ingredienti:
- 2 cucchiai di succo di limone
- 4 carciofi, mondati e tagliati a metà
- 1 cucchiaio di aneto, tritato
- 2 cucchiai di olio d'oliva
- Un pizzico di pepe nero

Indicazioni:
1. In una teglia unire i carciofi con il succo di limone e gli altri ingredienti, mescolare delicatamente e cuocere in forno a 200° per 20 minuti. Dividere nei piatti e servire.

Nutrizione:calorie 140, grassi 7,3, fibre 8,9, carboidrati 17,7, proteine 5,5

Broccoli, Fagioli E Riso

Tempo di preparazione: 10 minuti
Tempo di cottura: 30 minuti
Porzioni: 4

Ingredienti:
- 1 tazza di cimette di broccoli, tritate
- 1 tazza di fagioli neri in scatola, senza sale aggiunto, scolati
- 1 tazza di riso bianco
- 2 tazze di brodo di pollo a basso contenuto di sodio
- 2 cucchiaini di paprika dolce
- Pepe nero al gusto

Indicazioni:
1. Mettere il brodo in una pentola, scaldare a fuoco medio, aggiungere il riso e gli altri ingredienti, saltare, portare a bollore e cuocere per 30 minuti mescolando di tanto in tanto.
2. Dividete il composto nei piatti e servite come contorno.

Nutrizione:calorie 347, grassi 1,2, fibre 9, carboidrati 69,3, proteine 15,1

Misto Di Zucca Al Forno

Tempo di preparazione: 10 minuti
Tempo di cottura: 45 minuti
Porzioni: 4

Ingredienti:
- 2 cucchiai di olio d'oliva
- 2 libbre di zucca butternut, sbucciata e tagliata a spicchi
- 1 cucchiaio di succo di limone
- 1 cucchiaino di peperoncino in polvere
- 1 cucchiaino di aglio in polvere
- 2 cucchiaini di coriandolo, tritato
- Un pizzico di pepe nero

Indicazioni
1. In una teglia unire la zucca con l'olio e gli altri ingredienti, far saltare delicatamente, cuocere in forno a 200° per 45 minuti, dividere nei piatti e servire come contorno.

Nutrizione:calorie 167, grassi 7,4, fibre 4,9, carboidrati 27,5, proteine 2,5

Asparagi cremosi

Tempo di preparazione: 5 minuti
Tempo di cottura: 20 minuti
Porzioni: 4

Ingredienti:
- ½ cucchiaino di noce moscata, macinata
- 1 libbra di asparagi, tagliati a metà
- 1 tazza di crema al cocco
- 1 cipolla gialla, tritata
- 2 cucchiai di olio d'oliva
- 1 cucchiaio di succo di lime
- 1 cucchiaio di coriandolo, tritato

Indicazioni:
1. Scaldare una padella con l'olio a fuoco medio, aggiungere la cipolla e la noce moscata, mescolare e far rosolare per 5 minuti.
2. Aggiungere gli asparagi e gli altri ingredienti, mescolare, portare a bollore e cuocere a fuoco medio per 15 minuti.
3. Distribuire nei piatti e servire.

Nutrizione:calorie 236, grassi 21,6, fibre 4,4, carboidrati 11,4, proteine 4,2

Mix di rape al basilico

Tempo di preparazione: 10 minuti
Tempo di cottura: 15 minuti
Porzioni: 4

Ingredienti:
- 1 cucchiaio di olio di avocado
- 4 rape, affettate
- ¼ tazza di basilico, tritato
- Pepe nero al gusto
- ¼ tazza di brodo vegetale a basso contenuto di sodio
- ½ tazza di noci, tritate
- 2 spicchi d'aglio, tritati

Indicazioni:
1. Scaldare una padella con l'olio a fuoco medio-alto, aggiungere l'aglio e le rape e far rosolare per 5 minuti.
2. Aggiungere il resto degli ingredienti, mescolare, cuocere per altri 10 minuti, distribuire nei piatti e servire.

Nutrizione:calorie 140, grassi 9,7, fibre 3,3, carboidrati 10,5, proteine 5

Mix Riso e Capperi

Tempo di preparazione: 10 minuti
Tempo di cottura: 20 minuti
Porzioni: 4

Ingredienti:
- 1 tazza di riso bianco
- 1 cucchiaio di capperi, tritati
- 2 tazze di brodo di pollo a basso contenuto di sodio
- 1 cipolla rossa, tritata
- 1 cucchiaio di olio di avocado
- 1 cucchiaio di coriandolo, tritato
- 1 cucchiaino di paprika dolce

Indicazioni:
1. Scaldare una padella con l'olio a fuoco medio-alto, aggiungere la cipolla, mescolare e far rosolare per 5 minuti.
2. Aggiungere il riso, i capperi e gli altri ingredienti, mescolare, portare a bollore e cuocere per 15 minuti.
3. Dividete il composto nei piatti e servite come contorno.

Nutrizione:calorie 189, grassi 0,9, fibre 1,6, carboidrati 40,2, proteine 4,3

Mix di spinaci e cavoli

Tempo di preparazione: 5 minuti
Tempo di cottura: 15 minuti
Porzioni: 4

Ingredienti:
- 2 tazze di spinaci per bambini
- 5 tazze di cavolo cappuccio, strappato
- 2 scalogni, tritati
- 2 spicchi d'aglio, tritati
- 1 tazza di pomodori in scatola, senza sale aggiunto, tritati
- 1 cucchiaio di olio d'oliva

Indicazioni:
1. Scaldare una padella con l'olio a fuoco medio-alto, aggiungere gli scalogni, mescolare e far rosolare per 5 minuti.
2. Aggiungere gli spinaci, il cavolo e gli altri ingredienti, mescolare, cuocere per altri 10 minuti, dividere nei piatti e servire come contorno.

Nutrizione:calorie 89, grassi 3,7, fibre 2,2, carboidrati 12,4, proteine 3,6

Mix di gamberi e ananas

Tempo di preparazione: 10 minuti
Tempo di cottura: 10 minuti
Porzioni: 4

Ingredienti:
- 1 cucchiaio di olio d'oliva
- 1 libbra di gamberetti, sbucciati e sbucciati
- 1 tazza di ananas, sbucciato e tagliato a cubetti
- Succo di 1 limone
- Un mazzetto di prezzemolo, tritato

Indicazioni:
1. Scaldare una padella con l'olio a fuoco medio, aggiungere i gamberi e cuocere per 3 minuti per lato.
2. Aggiungere il resto degli ingredienti, cuocere il tutto per altri 4 minuti, dividere nelle ciotole e servire.

Nutrizione:calorie 254, grassi 13,3, fibre 6, carboidrati 14,9, proteine 11

Salmone e Olive Verdi

Tempo di preparazione: 10 minuti
Tempo di cottura: 20 minuti
Porzioni: 4

Ingredienti:
- 1 cipolla gialla, tritata
- 1 tazza di olive verdi, snocciolate e tagliate a metà
- 1 cucchiaino di peperoncino in polvere
- Pepe nero al gusto
- 2 cucchiai di olio d'oliva
- ¼ tazza di brodo vegetale a basso contenuto di sodio
- 4 filetti di salmone, senza pelle e disossati
- 2 cucchiai di erba cipollina, tritata

Indicazioni:
1. Scaldare una padella con l'olio a fuoco medio-alto, aggiungere la cipolla e far rosolare per 3 minuti.
2. Aggiungere il salmone e cuocere per 5 minuti per lato. Aggiungere il resto degli ingredienti, cuocere il composto per altri 5 minuti, distribuire nei piatti e servire.

Nutrizione:calorie 221, grassi 12,1, fibre 5,4, carboidrati 8,5, proteine 11,2

Salmone e Finocchio

Tempo di preparazione: 5 minuti
Tempo di cottura: 15 minuti
Porzioni: 4

Ingredienti:

- 4 filetti di salmone medi, senza pelle e disossati
- 1 finocchio, tritato
- ½ tazza di brodo vegetale a basso contenuto di sodio
- 2 cucchiai di olio d'oliva
- Pepe nero al gusto
- ¼ tazza di brodo vegetale a basso contenuto di sodio
- 1 cucchiaio di succo di limone
- 1 cucchiaio di coriandolo, tritato

Indicazioni:

1. Scaldare una padella con l'olio a fuoco medio, aggiungere i finocchi e cuocere per 3 minuti.
2. Aggiungere il pesce e farlo rosolare per 4 minuti per lato.
3. Aggiungere il resto degli ingredienti, cuocere il tutto per altri 4 minuti, dividere nei piatti e servire.

Nutrizione:calorie 252, grassi 9,3, fibre 4,2, carboidrati 12,3, proteine 9

Merluzzo e Asparagi

Tempo di preparazione: 10 minuti
Tempo di cottura: 14 minuti
Porzioni: 4

Ingredienti:
- 1 cucchiaio di olio d'oliva
- 1 cipolla rossa, tritata
- 1 libbra di filetti di merluzzo, disossati
- 1 mazzetto di asparagi, mondati
- Pepe nero al gusto
- 1 tazza di crema al cocco
- 1 cucchiaio di erba cipollina, tritata

Indicazioni:
1. Scaldare una padella con l'olio a fuoco medio, aggiungere la cipolla e il merluzzo e far cuocere per 3 minuti per lato.
2. Aggiungere il resto degli ingredienti, cuocere il tutto per altri 8 minuti, dividere nei piatti e servire.

Nutrizione:calorie 254, grassi 12,1, fibre 5,4, carboidrati 4,2, proteine 13,5

Gambero speziato

Tempo di preparazione: 5 minuti
Tempo di cottura: 8 minuti
Porzioni: 4

Ingredienti:
- 1 cucchiaino di aglio in polvere
- 1 cucchiaino di paprika affumicata
- 1 cucchiaino di cumino, macinato
- 1 cucchiaino di pimento, macinato
- 2 cucchiai di olio d'oliva
- 2 libbre di gamberetti, sbucciati e sbucciati
- 1 cucchiaio di erba cipollina, tritata

Indicazioni:
1. Scaldare una padella con l'olio a fuoco medio, unire i gamberi, l'aglio in polvere e gli altri ingredienti, cuocere per 4 minuti per lato, dividere in ciotole e servire.

Nutrizione:calorie 212, grassi 9,6, fibre 5,3, carboidrati 12,7, proteine 15,4

Branzino e Pomodori

Tempo di preparazione: 10 minuti
Tempo di cottura: 30 minuti
Porzioni: 4

Ingredienti:
- 2 cucchiai di olio d'oliva
- Filetti di branzino da 2 libbre, senza pelle e disossati
- Pepe nero al gusto
- 2 tazze di pomodorini, dimezzati
- 1 cucchiaio di erba cipollina, tritata
- 1 cucchiaio di scorza di limone, grattugiata
- ¼ tazza di succo di limone

Indicazioni:
1. Ungete una teglia con l'olio e disponetevi il pesce all'interno.
2. Aggiungere i pomodori e gli altri ingredienti, introdurre la teglia in forno e cuocere a 180° per 30 minuti.
3. Dividete il tutto nei piatti e servite.

Nutrizione:calorie 272, grassi 6,9, fibre 6,2, carboidrati 18,4, proteine 9

Gamberetti e fagioli

Tempo di preparazione: 10 minuti
Tempo di cottura: 12 minuti
Porzioni: 4

Ingredienti:

- 1 libbra di gamberetti, privati e sbucciati
- 1 cucchiaio di olio d'oliva
- Succo di 1 lime
- 1 tazza di fagioli neri in scatola, senza sale aggiunto, scolati
- 1 scalogno, tritato
- 1 cucchiaio di origano, tritato
- 2 spicchi d'aglio, tritati
- Pepe nero al gusto

Indicazioni:

1. Scaldare una padella con l'olio a fuoco medio-alto, aggiungere lo scalogno e l'aglio, mescolare e cuocere per 3 minuti.
2. Aggiungere i gamberi e cuocere per 2 minuti per lato.
3. Aggiungere i fagioli e gli altri ingredienti, cuocere il tutto a fuoco medio per altri 5 minuti, dividere nelle ciotole e servire.

Nutrizione:calorie 253, grassi 11,6, fibre 6, carboidrati 14,5, proteine 13,5

Mix di gamberi e rafano

Tempo di preparazione: 5 minuti
Tempo di cottura: 8 minuti
Porzioni: 4

Ingredienti:
- 1 libbra di gamberetti, sbucciati e sbucciati
- 2 scalogni, tritati
- 1 cucchiaio di olio d'oliva
- 1 cucchiaio di erba cipollina, tritata
- 2 cucchiaini di rafano preparato
- ¼ tazza di crema di cocco
- Pepe nero al gusto

Indicazioni:
4 Scaldare una padella con l'olio a fuoco medio, aggiungere lo scalogno e il rafano, mescolare e far rosolare per 2 minuti.
5 Aggiungere i gamberi e gli altri ingredienti, mescolare, cuocere per altri 6 minuti, dividere nei piatti e servire.

Nutrizione:calorie 233, grassi 6, fibre 5, carboidrati 11,9, proteine 5,4

Insalata di gamberi e dragoncello

Tempo di preparazione: 4 minuti
Tempo di cottura: 0 minuti
Porzioni: 4

Ingredienti:

- 1 libbra di gamberetti, cotti, sbucciati e sbucciati
- 1 cucchiaio di dragoncello, tritato
- 1 cucchiaio di capperi, scolati
- 2 cucchiai di olio d'oliva
- Pepe nero al gusto
- 2 tazze di spinaci per bambini
- 1 cucchiaio di aceto balsamico
- 1 cipolla rossa piccola, affettata
- 2 cucchiai di succo di limone

Indicazioni:

4 In una ciotola, unire i gamberi con il dragoncello e gli altri ingredienti, mescolare e servire.

Nutrizione:calorie 258, grassi 12,4, fibre 6, carboidrati 6,7, proteine 13,3

Misto di baccalà al parmigiano

Tempo di preparazione: 10 minuti
Tempo di cottura: 20 minuti
Porzioni: 4

Ingredienti:
- 4 filetti di merluzzo, disossati
- ½ tazza di parmigiano magro, grattugiato
- 3 spicchi d'aglio, tritati
- 1 cucchiaio di olio d'oliva
- 1 cucchiaio di succo di limone
- ½ tazza di cipolla verde, tritata

Indicazioni:
1. Scaldare una padella con l'olio a fuoco medio, aggiungere l'aglio e le cipolle verdi, far saltare e far rosolare per 5 minuti.
2. Unite il pesce e fatelo cuocere 4 minuti per lato.
3. Aggiungere il succo di limone, spolverizzare con il parmigiano, cuocere il tutto per altri 2 minuti, distribuire nei piatti e servire.

Nutrizione:calorie 275, grassi 22,1, fibre 5, carboidrati 18,2, proteine 12

Mix di tilapia e cipolla rossa

Tempo di preparazione: 10 minuti
Tempo di cottura: 15 minuti
Porzioni: 4

Ingredienti:
- 4 filetti di tilapia, disossati
- 2 cucchiai di olio d'oliva
- 1 cucchiaio di succo di limone
- 2 cucchiaini di scorza di limone, grattugiata
- 2 cipolle rosse, tritate grossolanamente
- 3 cucchiai di erba cipollina, tritata

Indicazioni:
1. Scaldare una padella con l'olio a fuoco medio, aggiungere le cipolle, la scorza di limone e il succo di limone, far saltare e far rosolare per 5 minuti.
2. Aggiungere il pesce e l'erba cipollina, cuocere 5 minuti per lato, dividere nei piatti e servire.

Nutrizione:calorie 254, grassi 18,2, fibre 5,4, carboidrati 11,7, proteine 4,5

Insalata Di Trota

Tempo di preparazione: 6 minuti
Tempo di cottura: 0 minuti
Porzioni: 4

Ingredienti:
- 4 once di trota affumicata, senza pelle, disossata e tagliata a cubetti
- 1 cucchiaio di succo di lime
- 1/3 tazza di yogurt magro
- 2 avocado, sbucciati, snocciolati e tagliati a cubetti
- 3 cucchiai di erba cipollina, tritata
- Pepe nero al gusto
- 1 cucchiaio di olio d'oliva

Indicazioni:
1. In una ciotola unire la trota con gli avocado e gli altri ingredienti, saltare e servire.

Nutrizione:calorie 244, grassi 9,45, fibre 5,6, carboidrati 8,5, proteine 15

Trota balsamica

Tempo di preparazione: 5 minuti
Tempo di cottura: 15 minuti
Porzioni: 4

Ingredienti:
- 3 cucchiai di aceto balsamico
- 2 cucchiai di olio d'oliva
- 4 filetti di trota, disossati
- 3 cucchiai di prezzemolo, tritato finemente
- 2 spicchi d'aglio, tritati

Indicazioni:
1. Scaldare una padella con l'olio a fuoco medio, aggiungere la trota e cuocere per 6 minuti per lato.
2. Aggiungere il resto degli ingredienti, cuocere per altri 3 minuti, dividere nei piatti e servire con un contorno di insalata.

Nutrizione: calorie 314, grassi 14,3, fibre 8,2, carboidrati 14,8, proteine 11,2

Salmone Prezzemolo

Tempo di preparazione: 5 minuti
Tempo di cottura: 12 minuti
Porzioni: 4

Ingredienti:
- 2 cipollotti, tritati
- 2 cucchiaini di succo di lime
- 1 cucchiaio di erba cipollina, tritata
- 1 cucchiaio di olio d'oliva
- 4 filetti di salmone, disossati
- Pepe nero al gusto
- 2 cucchiai di prezzemolo tritato

Indicazioni:
1. Scaldare una padella con l'olio a fuoco medio, aggiungere i cipollotti, mescolare e far rosolare per 2 minuti.
2. Aggiungere il salmone e gli altri ingredienti, cuocere 5 minuti per lato, dividere nei piatti e servire.

Nutrizione:calorie 290, grassi 14,4, fibre 5,6, carboidrati 15,6, proteine 9,5

Insalata di trote e verdure

Tempo di preparazione: 5 minuti
Tempo di cottura: 0 minuti
Porzioni: 4

Ingredienti:
- 2 cucchiai di olio d'oliva
- ½ tazza di olive kalamata, snocciolate e tritate
- Pepe nero al gusto
- 1 libbra di trota affumicata, disossata, senza pelle e tagliata a cubetti
- ½ cucchiaino di scorza di limone grattugiata
- 1 cucchiaio di succo di limone
- 1 tazza di pomodorini, dimezzati
- ½ cipolla rossa, affettata
- 2 tazze di rucola per bambini

Indicazioni:
1. In una ciotola unire la trota affumicata con le olive, il pepe nero e gli altri ingredienti, saltare e servire.

Nutrizione:calorie 282, grassi 13,4, fibre 5,3, carboidrati 11,6, proteine 5,6

Salmone allo Zafferano

Tempo di preparazione: 10 minuti
Tempo di cottura: 12 minuti
Porzioni: 4

Ingredienti:
- Pepe nero al gusto
- ½ cucchiaino di paprika dolce
- 4 filetti di salmone, disossati
- 3 cucchiai di olio d'oliva
- 1 cipolla gialla, tritata
- 2 spicchi d'aglio, tritati
- ¼ cucchiaino di zafferano in polvere

Indicazioni:
1. Scaldare una padella con l'olio a fuoco medio-alto, aggiungere la cipolla e l'aglio, far saltare e far rosolare per 2 minuti.
2. Aggiungere il salmone e gli altri ingredienti, cuocere 5 minuti per lato, dividere nei piatti e servire.

Nutrizione:calorie 339, grassi 21,6, fibre 0,7, carboidrati 3,2, proteine 35

Insalata di gamberi e anguria

Tempo di preparazione: 10 minuti
Tempo di cottura: 0 minuti
Porzioni: 4

Ingredienti:
- ¼ tazza di basilico, tritato
- 2 tazze di anguria, sbucciata e tagliata a cubetti
- 2 cucchiai di aceto balsamico
- 2 cucchiai di olio d'oliva
- 1 libbra di gamberetti, sbucciati, puliti e cotti
- Pepe nero al gusto
- 1 cucchiaio di prezzemolo tritato

Indicazioni:
1. In una ciotola unire i gamberi con l'anguria e gli altri ingredienti, saltare e servire.

Nutrizione:calorie 220, grassi 9, fibre 0,4, carboidrati 7,6, proteine 26,4

Insalata di gamberi e quinoa all'origano

Tempo di preparazione: 5 minuti
Tempo di cottura: 8 minuti
Porzioni: 4

Ingredienti:

- 1 libbra di gamberetti, sbucciati e sbucciati
- 1 tazza di quinoa, cotta
- Pepe nero al gusto
- 1 cucchiaio di olio d'oliva
- 1 cucchiaio di origano, tritato
- 1 cipolla rossa, tritata
- Succo di 1 limone

Indicazioni:

1. Scaldare una padella con l'olio a fuoco medio-alto, aggiungere la cipolla, mescolare e far rosolare per 2 minuti.
2. Unite i gamberi, mescolate e fate cuocere per 5 minuti.
3. Unite il resto degli ingredienti, mescolate, dividete il tutto nelle ciotole e servite.

Nutrizione:calorie 336, grassi 8,2, fibre 4,1, carboidrati 32,3, proteine 32,3

Insalata Di Granchio

Tempo di preparazione: 10 minuti
Tempo di cottura: 0 minuti
Porzioni: 4

Ingredienti:
- 1 cucchiaio di olio d'oliva
- 2 tazze di polpa di granchio
- Pepe nero al gusto
- 1 tazza di pomodorini, dimezzati
- 1 scalogno, tritato
- 1 cucchiaio di succo di limone
- 1/3 tazza di coriandolo, tritato

Indicazioni:
1. In una ciotola unire il granchio con i pomodori e gli altri ingredienti, saltare e servire.

Nutrizione:calorie 54, grassi 3,9, fibre 0,6, carboidrati 2,6, proteine 2,3

Capesante all'aceto balsamico

Tempo di preparazione: 4 minuti
Tempo di cottura: 6 minuti
Porzioni: 4

Ingredienti:
- 12 once di capesante di mare
- 2 cucchiai di olio d'oliva
- 2 spicchi d'aglio, tritati
- 1 cucchiaio di aceto balsamico
- 1 tazza di scalogno, affettato
- 2 cucchiai di coriandolo, tritato

Indicazioni:
1. Scaldare una padella con l'olio a fuoco medio, aggiungere lo scalogno e l'aglio e far rosolare per 2 minuti.
2. Aggiungere le capesante e gli altri ingredienti, farle cuocere 2 minuti per lato, dividere nei piatti e servire.

Nutrizione:calorie 146, grassi 7,7, fibre 0,7, carboidrati 4,4, proteine 14,8

Mix Cremoso Di Passera

Tempo di preparazione: 10 minuti
Tempo di cottura: 20 minuti
Porzioni: 4

Ingredienti:
- 2 cucchiai di olio d'oliva
- 1 cipolla rossa, tritata
- Pepe nero al gusto
- ½ tazza di brodo vegetale a basso contenuto di sodio
- 4 filetti di passera, disossati
- ½ tazza di crema al cocco
- 1 cucchiaio di aneto, tritato

Indicazioni:
1. Scaldare una padella con l'olio a fuoco medio, aggiungere la cipolla, mescolare e far rosolare per 5 minuti.
2. Unite il pesce e fatelo cuocere 4 minuti per lato.
3. Aggiungere il resto degli ingredienti, cuocere per altri 7 minuti, dividere nei piatti e servire.

Nutrizione:calorie 232, grassi 12,3, fibre 4, carboidrati 8,7, proteine 12

Salmone piccante e mix di mango

Tempo di preparazione: 5 minuti
Tempo di cottura: 0 minuti
Porzioni: 4

Ingredienti:
- 1 libbra di salmone affumicato, disossato, senza pelle e in scaglie
- Pepe nero al gusto
- 1 cipolla rossa, tritata
- 1 mango, sbucciato, senza semi e tritato
- 2 peperoni jalapeno, tritati
- ¼ tazza di prezzemolo tritato
- 3 cucchiai di succo di lime
- 1 cucchiaio di olio d'oliva

Indicazioni:
2. In una ciotola mescolate il salmone con il pepe nero e gli altri ingredienti, mescolate e servite.

Nutrizione:calorie 323, grassi 14,2, fibre 4, carboidrati 8,5, proteine 20,4

Mix di gamberi all'aneto

Tempo di preparazione: 5 minuti
Tempo di cottura: 0 minuti
Porzioni: 4

Ingredienti:

- 2 cucchiaini di succo di limone
- 1 cucchiaio di olio d'oliva
- 1 cucchiaio di aneto, tritato
- 1 libbra di gamberetti, cotti, sbucciati e sbucciati
- Pepe nero al gusto
- 1 tazza di ravanelli, a cubetti

Indicazioni:

1. In una ciotola unire i gamberi con il succo di limone e gli altri ingredienti, saltare e servire.

Nutrizione:calorie 292, grassi 13, fibre 4,4, carboidrati 8, proteine 16,4

Patè Di Salmone

Tempo di preparazione: 4 minuti
Tempo di cottura: 0 minuti
Porzioni: 6

Ingredienti:
- 6 once di salmone affumicato, disossato, senza pelle e tagliuzzato
- 2 cucchiai di yogurt magro
- 3 cucchiaini di succo di limone
- 2 cipollotti, tritati
- 8 once di crema di formaggio a basso contenuto di grassi
- ¼ tazza di coriandolo, tritato

Indicazioni:
1. In una ciotola mescolate il salmone con lo yogurt e gli altri ingredienti, frullate e servite freddo.

Nutrizione:calorie 272, grassi 15,2, fibre 4,3, carboidrati 16,8, proteine 9,9

Gamberi Con Carciofi

Tempo di preparazione: 4 minuti
Tempo di cottura: 8 minuti
Porzioni: 4

Ingredienti:
- 2 cipolle verdi, tritate
- 1 tazza di carciofi in scatola, senza sale, scolati e tagliati a quarti
- 2 cucchiai di coriandolo, tritato
- 1 libbra di gamberetti, sbucciati e sbucciati
- 1 tazza di pomodorini, a cubetti
- 1 cucchiaio di olio d'oliva
- 1 cucchiaio di aceto balsamico
- Un pizzico di sale e pepe nero

Indicazioni:
1. Scaldare una padella con l'olio a fuoco medio, aggiungere le cipolle ei carciofi, far saltare e cuocere per 2 minuti.
2. Aggiungere i gamberi, saltare e cuocere a fuoco medio per 6 minuti.
3. Dividete il tutto nelle ciotole e servite.

Nutrizione:calorie 260, grassi 8,23, fibre 3,8, carboidrati 14,3, proteine 12,4

Gamberi Con Salsa Al Limone

Tempo di preparazione: 5 minuti
Tempo di cottura: 8 minuti
Porzioni: 4

Ingredienti:

- 1 libbra di gamberetti, sbucciati e sbucciati
- 2 cucchiai di olio d'oliva
- Scorza di 1 limone, grattugiata
- Succo di ½ limone
- 1 cucchiaio di erba cipollina, tritata

Indicazioni:

1. Scaldare una padella con l'olio a fuoco medio-alto, aggiungere la scorza di limone, il succo di limone e il coriandolo, mescolare e cuocere per 2 minuti.
2. Aggiungere i gamberi, cuocere il tutto per altri 6 minuti, dividere nei piatti e servire.

Nutrizione:calorie 195, grassi 8,9, fibre 0, carboidrati 1,8, proteine 25,9

Mix di tonno e arancia

Tempo di preparazione: 5 minuti
Tempo di cottura: 12 minuti
Porzioni: 4

Ingredienti:

- 4 filetti di tonno, disossati
- Pepe nero al gusto
- 2 cucchiai di olio d'oliva
- 2 scalogni, tritati
- 3 cucchiai di succo d'arancia
- 1 arancia, sbucciata e tagliata a spicchi
- 1 cucchiaio di origano, tritato

Indicazioni:

1. Scaldare una padella con l'olio a fuoco medio-alto, aggiungere gli scalogni, mescolare e far rosolare per 2 minuti.
2. Aggiungere il tonno e gli altri ingredienti, cuocere il tutto per altri 10 minuti, dividere nei piatti e servire.

Nutrizione:calorie 457, grassi 38,2, fibre 1,6, carboidrati 8,2, proteine 21,8

Salmone al curry

Tempo di preparazione: 10 minuti
Tempo di cottura: 20 minuti
Porzioni: 4

Ingredienti:
- 1 libbra di filetto di salmone, disossato e tagliato a cubetti
- 3 cucchiai di pasta di curry rosso
- 1 cipolla rossa, tritata
- 1 cucchiaino di paprika dolce
- 1 tazza di crema al cocco
- 1 cucchiaio di olio d'oliva
- Pepe nero al gusto
- ½ tazza di brodo di pollo a basso contenuto di sodio
- 3 cucchiai di basilico, tritato

Indicazioni:
1. Scaldare una padella con l'olio a fuoco medio-alto, aggiungere la cipolla, la paprika e la pasta di curry, far saltare e cuocere per 5 minuti.
2. Aggiungere il salmone e gli altri ingredienti, mescolare delicatamente, cuocere a fuoco medio per 15 minuti, dividere in ciotole e servire.

Nutrizione:calorie 377, grassi 28,3, fibre 2,1, carboidrati 8,5, proteine 23,9

Mix Salmone E Carote

Tempo di preparazione: 10 minuti
Tempo di cottura: 15 minuti
Porzioni: 4

Ingredienti:

- 4 filetti di salmone, disossati
- 1 cipolla rossa, tritata
- 2 carote, affettate
- 2 cucchiai di olio d'oliva
- 2 cucchiai di aceto balsamico
- Pepe nero al gusto
- 2 cucchiai di erba cipollina, tritata
- ¼ tazza di brodo vegetale a basso contenuto di sodio

Indicazioni:

1. Scaldare una padella con l'olio a fuoco medio, aggiungere la cipolla e le carote, far saltare e far rosolare per 5 minuti.
2. Aggiungere il salmone e gli altri ingredienti, cuocere il tutto per altri 10 minuti, dividere nei piatti e servire.

Nutrizione:calorie 322, grassi 18, fibre 1,4, carboidrati 6, proteine 35,2

Mix di gamberi e pinoli

Tempo di preparazione: 10 minuti
Tempo di cottura: 10 minuti
Porzioni: 4

Ingredienti:
- 1 libbra di gamberetti, sbucciati e sbucciati
- 2 cucchiai di pinoli
- 1 cucchiaio di succo di lime
- 2 cucchiai di olio d'oliva
- 3 spicchi d'aglio, tritati
- Pepe nero al gusto
- 1 cucchiaio di timo, tritato
- 2 cucchiai di erba cipollina, tritata finemente

Indicazioni:
1. Scaldare una padella con l'olio a fuoco medio-alto, aggiungere l'aglio, il timo, i pinoli e il succo di lime, saltare e cuocere per 3 minuti.
2. Aggiungere i gamberi, il pepe nero e l'erba cipollina, far saltare, cuocere per altri 7 minuti, distribuire nei piatti e servire.

Nutrizione:calorie 290, grassi 13, fibre 4,5, carboidrati 13,9, proteine 10

Merluzzo al peperoncino e fagiolini

Tempo di preparazione: 10 minuti
Tempo di cottura: 14 minuti
Porzioni: 4

Ingredienti:
- 4 filetti di merluzzo, disossati
- ½ libbra di fagiolini, tagliati a metà
- 1 cucchiaio di succo di lime
- 1 cucchiaio di scorza di lime, grattugiata
- 1 cipolla gialla, tritata
- 2 cucchiai di olio d'oliva
- 1 cucchiaino di cumino, macinato
- 1 cucchiaino di peperoncino in polvere
- ½ tazza di brodo vegetale a basso contenuto di sodio
- Un pizzico di sale e pepe nero

Indicazioni:
1. Scaldare una padella con l'olio a fuoco medio-alto, aggiungere la cipolla, far saltare e cuocere per 2 minuti.
2. Unite il pesce e fatelo cuocere 3 minuti per lato.
3. Aggiungere i fagiolini e il resto degli ingredienti, mescolare delicatamente, cuocere per altri 7 minuti, dividere nei piatti e servire.

Nutrizione:calorie 220, grassi 13, carboidrati 14,3, fibre 2,3, proteine 12

Capesante all'aglio

Tempo di preparazione: 5 minuti
Tempo di cottura: 8 minuti
Porzioni: 4

Ingredienti:
- 12 capesante
- 1 cipolla rossa, affettata
- 2 cucchiai di olio d'oliva
- ½ cucchiaino di aglio, tritato
- 2 cucchiai di succo di limone
- Pepe nero al gusto
- 1 cucchiaino di aceto balsamico

Indicazioni:
1. Scaldare una padella con l'olio a fuoco medio, aggiungere la cipolla e l'aglio e far rosolare per 2 minuti.
2. Aggiungere le capesante e gli altri ingredienti, cuocere a fuoco medio per altri 6 minuti, dividere nei piatti e servire ben caldo.

Nutrizione:calorie 259, grassi 8, fibre 3, carboidrati 5,7, proteine 7

Mix cremoso di branzino

Tempo di preparazione: 10 minuti
Tempo di cottura: 14 minuti
Porzioni: 4

Ingredienti:
- 4 filetti di branzino, disossati
- 1 tazza di crema al cocco
- 1 cipolla gialla, tritata
- 1 cucchiaio di succo di lime
- 2 cucchiai di olio di avocado
- 1 cucchiaio di prezzemolo tritato
- Un pizzico di pepe nero

Indicazioni:
1. Scaldare una padella con l'olio a fuoco medio, aggiungere la cipolla, far saltare e far rosolare per 2 minuti.
2. Unite il pesce e fatelo cuocere 4 minuti per lato.
3. Aggiungere il resto degli ingredienti, cuocere il tutto per altri 4 minuti, dividere nei piatti e servire.

Nutrizione:calorie 283, grassi 12,3, fibre 5, carboidrati 12,5, proteine 8

Mix di Branzini e Funghi

Tempo di preparazione: 10 minuti
Tempo di cottura: 13 minuti
Porzioni: 4

Ingredienti:
- 4 filetti di branzino, disossati
- 2 cucchiai di olio d'oliva
- Pepe nero al gusto
- ½ tazza di funghi bianchi, affettati
- 1 cipolla rossa, tritata
- 2 cucchiai di aceto balsamico
- 3 cucchiai di coriandolo, tritato

Indicazioni:
1. Scaldare una padella con l'olio a fuoco medio-alto, aggiungere la cipolla e i funghi, mescolare e cuocere per 5 minuti.
2. Aggiungere il pesce e gli altri ingredienti, cuocere 4 minuti per lato, dividere il tutto nei piatti e servire.

Nutrizione:calorie 280, grassi 12,3, fibre 8, carboidrati 13,6, proteine 14,3

Zuppa Di Salmone

Tempo di preparazione: 5 minuti
Tempo di cottura: 20 minuti
Porzioni: 4

Ingredienti:

- Filetti di salmone da 1 libbra, disossati, senza pelle e tagliati a cubetti
- 1 tazza di cipolla gialla, tritata
- 2 cucchiai di olio d'oliva
- Pepe nero al gusto
- 2 tazze di brodo vegetale a basso contenuto di sodio
- 1 tazza e ½ di pomodori, tritati
- 1 cucchiaio di basilico, tritato

Indicazioni:

1. Scaldare una pentola con l'olio a fuoco medio, aggiungere la cipolla, mescolare e far rosolare per 5 minuti.
2. Aggiungere il salmone e gli altri ingredienti, portare a bollore e cuocere a fuoco medio per 15 minuti.
3. Dividere la zuppa nelle ciotole e servire.

Nutrizione:calorie 250, grassi 12,2, fibre 5, carboidrati 8,5, proteine 7

Gambero Noce Moscata

Tempo di preparazione: 3 minuti
Tempo di cottura: 6 minuti
Porzioni: 4

Ingredienti:

- 1 libbra di gamberetti, sbucciati e sbucciati
- 2 cucchiai di olio d'oliva
- 1 cucchiaio di succo di limone
- 1 cucchiaio di noce moscata, macinata
- Pepe nero al gusto
- 1 cucchiaio di coriandolo, tritato

Indicazioni:

1. Scaldare una padella con l'olio a fuoco medio, aggiungere i gamberi, il succo di limone e gli altri ingredienti, saltare, cuocere per 6 minuti, dividere in ciotole e servire.

Nutrizione:calorie 205, grassi 9,6, fibre 0,4, carboidrati 2,7, proteine 26

Mix di gamberi e frutti di bosco

Tempo di preparazione: 4 minuti
Tempo di cottura: 6 minuti
Porzioni: 4

Ingredienti:
- 1 libbra di gamberetti, sbucciati e sbucciati
- ½ tazza di pomodori, tagliati a cubetti
- 2 cucchiai di olio d'oliva
- 1 cucchiaio di aceto balsamico
- ½ tazza di fragole, tritate
- Pepe nero al gusto

Indicazioni:
1. Scaldare una padella con l'olio a fuoco medio, aggiungere i gamberi, saltare e cuocere per 3 minuti.
2. Aggiungere il resto degli ingredienti, mescolare, cuocere per altri 3-4 minuti, dividere in ciotole e servire.

Nutrizione:calorie 205, grassi 9, fibre 0,6, carboidrati 4, proteine 26,2

Trota Lemony Al Forno

Tempo di preparazione: 10 minuti
Tempo di cottura: 30 minuti
Porzioni: 4

Ingredienti:
- 4 trote
- 1 cucchiaio di scorza di limone, grattugiata
- 2 cucchiai di olio d'oliva
- 2 cucchiai di succo di limone
- Un pizzico di pepe nero
- 2 cucchiai di coriandolo, tritato

Indicazioni:
1. In una pirofila unire il pesce con la scorza di limone e gli altri ingredienti e strofinare.
2. Infornare a 180°C per 30 minuti, dividere nei piatti e servire.

Nutrizione:calorie 264, grassi 12,3, fibre 5, carboidrati 7, proteine 11

Capesante all'erba cipollina

Tempo di preparazione: 3 minuti
Tempo di cottura: 4 minuti
Porzioni: 4

Ingredienti:
- 12 capesante
- 2 cucchiai di olio d'oliva
- Pepe nero al gusto
- 2 cucchiai di erba cipollina, tritata
- 1 cucchiaio di paprika dolce

Indicazioni:
1. Scaldare una padella con l'olio a fuoco medio, aggiungere le capesante, la paprika e gli altri ingredienti e far cuocere 2 minuti per lato.
2. Distribuire nei piatti e servire con un contorno di insalata.

Nutrizione:calorie 215, grassi 6, fibre 5, carboidrati 4,5, proteine 11

Polpette Di Tonno

Tempo di preparazione: 10 minuti
Tempo di cottura: 30 minuti
Porzioni: 4

Ingredienti:
- 2 cucchiai di olio d'oliva
- 1 libbra di tonno, senza pelle, disossato e tritato
- 1 cipolla gialla, tritata
- ¼ tazza di erba cipollina, tritata
- 1 uovo, sbattuto
- 1 cucchiaio di farina di cocco
- Un pizzico di sale e pepe nero

Indicazioni:
1. In una ciotola mescolate il tonno con la cipolla e gli altri ingredienti tranne l'olio, mescolate bene e da questo composto formate delle polpette medie.
2. Disporre le polpette su una teglia, ungerle con l'olio, infornare a 180 gradi, cuocere per 30 minuti, dividere nei piatti e servire.

Nutrizione:calorie 291, grassi 14,3, fibre 5, carboidrati 12,4, proteine 11

Salmone in padella

Tempo di preparazione: 10 minuti
Tempo di cottura: 12 minuti
Porzioni: 4

Ingredienti:

- 4 filetti di salmone, disossati e tagliati grossolanamente a cubetti
- 2 cucchiai di olio d'oliva
- 1 peperone rosso, tagliato a listarelle
- 1 zucchina, tagliata grossolanamente
- 1 melanzana, a cubetti grossolani
- 1 cucchiaio di succo di limone
- 1 cucchiaio di aneto, tritato
- ¼ tazza di brodo vegetale a basso contenuto di sodio
- 1 cucchiaino di aglio in polvere
- Un pizzico di pepe nero

Indicazioni:

1. Scaldare una padella con olio a fuoco medio-alto, aggiungere i peperoni, le zucchine e le melanzane, saltare e far rosolare per 3 minuti.
2. Aggiungere il salmone e gli altri ingredienti, mescolare delicatamente, cuocere il tutto per altri 9 minuti, distribuire nei piatti e servire.

Nutrizione:calorie 348, grassi 18,4, fibre 5,3, carboidrati 11,9, proteine 36,9

Mix di merluzzo alla senape

Tempo di preparazione: 10 minuti
Tempo di cottura: 25 minuti
Porzioni: 4

Ingredienti:
- 4 filetti di merluzzo, senza pelle e disossati
- Un pizzico di pepe nero
- 1 cucchiaino di zenzero, grattugiato
- 1 cucchiaio di senape
- 2 cucchiai di olio d'oliva
- 1 cucchiaino di timo, essiccato
- ¼ cucchiaino di cumino, macinato
- 1 cucchiaino di curcuma in polvere
- ¼ tazza di coriandolo, tritato
- 1 tazza di brodo vegetale a basso contenuto di sodio
- 3 spicchi d'aglio, tritati

Indicazioni:
1. In una teglia, unire il merluzzo con il pepe nero, lo zenzero e gli altri ingredienti, mescolare delicatamente e cuocere in forno a 180° per 25 minuti.
2. Dividete il composto nei piatti e servite.

Nutrizione:calorie 176, grassi 9, fibre 1, carboidrati 3,7, proteine 21,2

Mix di gamberi e asparagi

Tempo di preparazione: 10 minuti
Tempo di cottura: 14 minuti
Porzioni: 4

Ingredienti:

- 1 mazzetto di asparagi, tagliato a metà
- 1 libbra di gamberetti, sbucciati e sbucciati
- Pepe nero al gusto
- 2 cucchiai di olio d'oliva
- 1 cipolla rossa, tritata
- 2 spicchi d'aglio, tritati
- 1 tazza di crema al cocco

Indicazioni:

1. Scaldare una padella con l'olio a fuoco medio, aggiungere la cipolla, l'aglio e gli asparagi, far saltare e cuocere per 4 minuti.
2. Unite i gamberi e gli altri ingredienti, mescolate, fate sobbollire a fuoco medio per 10 minuti, dividete il tutto nelle ciotole e servite.

Nutrizione:calorie 225, grassi 6, fibre 3,4, carboidrati 8,6, proteine 8

Merluzzo e Piselli

Tempo di preparazione: 10 minuti
Tempo di cottura: 20 minuti
Porzioni: 4

Ingredienti:
- 1 cipolla gialla, tritata
- 2 cucchiai di olio d'oliva
- ½ tazza di brodo di pollo a basso contenuto di sodio
- 4 filetti di merluzzo, disossati, senza pelle
- Pepe nero al gusto
- 1 tazza di piselli

Indicazioni:
1. Scaldare una pentola con l'olio a fuoco medio, aggiungere la cipolla, mescolare e far rosolare per 4 minuti.
2. Unite il pesce e fatelo cuocere 3 minuti per lato.
3. Aggiungere le taccole e gli altri ingredienti, cuocere il tutto per altri 10 minuti, dividere nei piatti e servire.

Nutrizione:calorie 240, grassi 8,4, fibre 2,7, carboidrati 7,6, proteine 14

Ciotole di gamberi e cozze

Tempo di preparazione: 5 minuti
Tempo di cottura: 12 minuti
Porzioni: 4

Ingredienti:
- 1 libbra di cozze, strofinate
- ½ tazza di brodo di pollo a basso contenuto di sodio
- 1 libbra di gamberetti, sbucciati e sbucciati
- 2 scalogni, tritati
- 1 tazza di pomodorini, a cubetti
- 2 spicchi d'aglio, tritati
- 1 cucchiaio di olio d'oliva
- Succo di 1 limone

Indicazioni:
1. Scaldare una padella con l'olio a fuoco medio, aggiungere lo scalogno e l'aglio e far rosolare per 2 minuti.
2. Aggiungere i gamberi, le cozze e gli altri ingredienti, cuocere il tutto a fuoco medio per 10 minuti, dividere nelle ciotole e servire.

Nutrizione:calorie 240, grassi 4,9, fibre 2,4, carboidrati 11,6, proteine 8

Crema alla menta

Tempo di preparazione:2 ore e 4 minuti

Tempo di cottura: 0 minuti
Porzioni: 4

Ingredienti:
- 4 tazze di yogurt magro
- 1 tazza di crema al cocco
- 3 cucchiai di stevia
- 2 cucchiaini di scorza di lime, grattugiata
- 1 cucchiaio di menta, tritata

Indicazioni:
1. In un frullatore unire la panna con lo yogurt e gli altri ingredienti, frullare bene, dividere in coppette e conservare in frigorifero per 2 ore prima di servire.

Nutrizione:calorie 512, grassi 14,3, fibre 1,5, carboidrati 83,6, proteine 12,1

Budino Di Lamponi

Tempo di preparazione: 10 minuti
Tempo di cottura: 24 minuti
Porzioni: 4

Ingredienti:
- 1 tazza di lamponi
- 2 cucchiaini di zucchero di cocco
- 3 uova, sbattute
- 1 cucchiaio di olio di avocado
- ½ tazza di latte di mandorle
- ½ tazza di farina di cocco
- ¼ tazza di yogurt magro

Indicazioni:
1. In una ciotola unire i lamponi con lo zucchero e gli altri ingredienti tranne lo spray da cucina e sbattere bene.
2. Ungere una teglia da budino con lo spray da cucina, aggiungere il composto di lamponi, spalmare, cuocere in forno a 200° per 24 minuti, distribuire nei piatti da dessert e servire.

Nutrizione:calorie 215, grassi 11,3, fibre 3,4, carboidrati 21,3, proteine 6,7

Barrette Di Mandorle

Tempo di preparazione: 10 minuti
Tempo di cottura: 30 minuti
Porzioni: 4

Ingredienti:
- 1 tazza di mandorle, tritate
- 2 uova, sbattute
- ½ tazza di latte di mandorle
- 1 cucchiaino di estratto di vaniglia
- 2/3 tazza di zucchero di cocco
- 2 tazze di farina integrale
- 1 cucchiaino di lievito in polvere
- Spray da cucina

Indicazioni:
1. In una ciotola unire le mandorle con le uova e gli altri ingredienti tranne lo spray da cucina e mescolare bene.
2. Versare questo in una teglia quadrata unta con spray da cucina, stendere bene, cuocere in forno per 30 minuti, raffreddare, tagliare a barrette e servire.

Nutrizione:calorie 463, grassi 22,5, fibre 11, carboidrati 54,4, proteine 16,9

Mix di pesche al forno

Tempo di preparazione: 10 minuti
Tempo di cottura: 30 minuti
Porzioni: 4

Ingredienti:
- 4 pesche, private dei noccioli e dimezzate
- 1 cucchiaio di zucchero di cocco
- 1 cucchiaino di estratto di vaniglia
- ¼ cucchiaino di cannella in polvere
- 1 cucchiaio di olio di avocado

Indicazioni:
1. In una teglia unire le pesche con lo zucchero e gli altri ingredienti, cuocere in forno a 180° per 30 minuti, raffreddare e servire.

Nutrizione:calorie 91, grassi 0,8, fibre 2,5, carboidrati 19,2, proteine 1,7

Torta Di Noci

Tempo di preparazione: 10 minuti
Tempo di cottura: 25 minuti
Porzioni: 8

Ingredienti:

- 3 tazze di farina di mandorle
- 1 tazza di zucchero di cocco
- 1 cucchiaio di estratto di vaniglia
- ½ tazza di noci, tritate
- 2 cucchiaini di bicarbonato di sodio
- 2 tazze di latte di cocco
- ½ tazza di olio di cocco, sciolto

Indicazioni:

1. In una terrina unire la farina di mandorle con lo zucchero e gli altri ingredienti, sbattere bene, versare in una tortiera, spalmare, infornare a 180°, cuocere per 25 minuti.
2. Lasciate raffreddare la torta, affettatela e servitela.

Nutrizione:calorie 445, grassi 10, fibre 6,5, carboidrati 31,4, proteine 23,5

Torta di mele

Tempo di preparazione: 10 minuti
Tempo di cottura: 30 minuti
Porzioni: 4

Ingredienti:
- 2 tazze di farina di mandorle
- 1 cucchiaino di bicarbonato di sodio
- 1 cucchiaino di lievito in polvere
- ½ cucchiaino di cannella in polvere
- 2 cucchiai di zucchero di cocco
- 1 tazza di latte di mandorle
- 2 mele verdi, private del torsolo, sbucciate e tritate
- Spray da cucina

Indicazioni:
1. In una ciotola unire la farina con il bicarbonato, le mele e gli altri ingredienti tranne lo spray da cucina e sbattere bene.
2. Versare questo in una tortiera unta con lo spray da cucina, stendere bene, infornare e cuocere a 180° per 30 minuti.
3. Raffreddare la torta, affettare e servire.

Nutrizione: calorie 332, grassi 22,4, fibre 9l,6, carboidrati 22,2, proteine 12,3

Crema alla cannella

Tempo di preparazione: 2 ore
Tempo di cottura: 10 minuti
Porzioni: 4

Ingredienti:
- 1 tazza di latte di mandorle scremato
- 1 tazza di crema al cocco
- 2 tazze di zucchero di cocco
- 2 cucchiai di cannella in polvere
- 1 cucchiaino di estratto di vaniglia

Indicazioni:
1. Scaldare una padella con il latte di mandorle a fuoco medio, aggiungere il resto degli ingredienti, frullare e cuocere per altri 10 minuti.
2. Dividere il composto in ciotole, raffreddare e conservare in frigorifero per 2 ore prima di servire.

Nutrizione:calorie 254, grassi 7,5, fibre 5, carboidrati 16,4, proteine 9,5

Mix Cremoso Di Fragole

Tempo di preparazione: 10 minuti
Tempo di cottura: 0 minuti
Porzioni: 4

Ingredienti:
- 1 cucchiaino di estratto di vaniglia
- 2 tazze di fragole, tritate
- 1 cucchiaino di zucchero di cocco
- 8 once di yogurt magro

Indicazioni:
1. In una ciotola unire le fragole con la vaniglia e gli altri ingredienti, mescolare e servire freddo.

Nutrizione:calorie 343, grassi 13,4, fibre 6, carboidrati 15,43, proteine 5,5

Brownies alla vaniglia e noci pecan

Tempo di preparazione: 10 minuti
Tempo di cottura: 25 minuti
Porzioni: 8

Ingredienti:
- 1 tazza di noci pecan, tritate
- 3 cucchiai di zucchero di cocco
- 2 cucchiai di cacao in polvere
- 3 uova, sbattute
- ¼ tazza di olio di cocco, sciolto
- ½ cucchiaino di lievito in polvere
- 2 cucchiaini di estratto di vaniglia
- Spray da cucina

Indicazioni:
1. Nel tuo robot da cucina, unisci le noci pecan con lo zucchero di cocco e gli altri ingredienti tranne lo spray da cucina e frulla bene.
2. Ungete una teglia quadrata con spray da cucina, aggiungete il composto di brownies, spalmate, infornate, infornate a 180° per 25 minuti, lasciate da parte a raffreddare, affettate e servite.

Nutrizione:calorie 370, grassi 14,3, fibre 3, carboidrati 14,4, proteine 5,6

Torta Di Fragole

Tempo di preparazione: 10 minuti
Tempo di cottura: 25 minuti
Porzioni: 6

Ingredienti:
- 2 tazze di farina integrale
- 1 tazza di fragole, tritate
- ½ cucchiaino di bicarbonato di sodio
- ½ tazza di zucchero di cocco
- ¾ tazza di latte di cocco
- ¼ tazza di olio di cocco, sciolto
- 2 uova, sbattute
- 1 cucchiaino di estratto di vaniglia
- Spray da cucina

Indicazioni:
1. In una ciotola unire la farina con le fragole e gli altri ingredienti tranne lo spray da coke e sbattere bene.
2. Ungere una tortiera con spray da cucina, versare il composto per torte, spalmare, cuocere in forno a 180° per 25 minuti, raffreddare, affettare e servire.

Nutrizione:calorie 465, grassi 22,1, fibre 4, carboidrati 18,3, proteine 13,4

Budino al cacao

Tempo di preparazione: 10 minuti
Tempo di cottura: 10 minuti
Porzioni: 4

Ingredienti:
- 2 cucchiai di zucchero di cocco
- 3 cucchiai di farina di cocco
- 2 cucchiai di cacao in polvere
- 2 tazze di latte di mandorle
- 2 uova, sbattute
- ½ cucchiaino di estratto di vaniglia

Indicazioni:
1. Mettere il latte in una casseruola, aggiungere il cacao e gli altri ingredienti, frullare, far sobbollire a fuoco medio per 10 minuti, versare in tazzine e servire freddo.

Nutrizione:calorie 385, grassi 31,7, fibre 5,7, carboidrati 21,6, proteine 7,3

Crema Di Noce Moscata Alla Vaniglia

Tempo di preparazione: 10 minuti
Tempo di cottura: 0 minuti
Porzioni: 6

Ingredienti:

- 3 tazze di latte scremato
- 1 cucchiaino di noce moscata, macinata
- 2 cucchiaini di estratto di vaniglia
- 4 cucchiaini di zucchero di cocco
- 1 tazza di noci, tritate

Indicazioni:

1. In una ciotola unire il latte con la noce moscata e gli altri ingredienti, frullare bene, dividere in tazzine e servire freddo.

Nutrizione:calorie 243, grassi 12,4, fibre 1,5, carboidrati 21,1, proteine 9,7

Crema di Avocado

Tempo di preparazione:1 ora e 10 minuti

Tempo di cottura: 0 minuti
Porzioni: 4

Ingredienti:
- 2 tazze di crema di cocco
- 2 avocado, sbucciati, snocciolati e schiacciati
- 2 cucchiai di zucchero di cocco
- 1 cucchiaino di estratto di vaniglia

Indicazioni:
1. In un frullatore unire la panna con gli avocado e gli altri ingredienti, frullare bene, dividere in coppette e conservare in frigorifero per 1 ora prima di servire.

Nutrizione:calorie 532, grassi 48,2, fibre 9,4, carboidrati 24,9, proteine 5,2

Crema Di Noce Moscata Alla Vaniglia

Tempo di preparazione: 10 minuti
Tempo di cottura: 0 minuti
Porzioni: 6

Ingredienti:

- 3 tazze di latte scremato
- 1 cucchiaino di noce moscata, macinata
- 2 cucchiaini di estratto di vaniglia
- 4 cucchiaini di zucchero di cocco
- 1 tazza di noci, tritate

Indicazioni:

1. In una ciotola unire il latte con la noce moscata e gli altri ingredienti, frullare bene, dividere in tazzine e servire freddo.

Nutrizione: calorie 243, grassi 12,4, fibre 1,5, carboidrati 21,1, proteine 9,7

Crema di Avocado

Tempo di preparazione:1 ora e 10 minuti

Tempo di cottura: 0 minuti
Porzioni: 4

Ingredienti:
- 2 tazze di crema di cocco
- 2 avocado, sbucciati, snocciolati e schiacciati
- 2 cucchiai di zucchero di cocco
- 1 cucchiaino di estratto di vaniglia

Indicazioni:
1. In un frullatore unire la panna con gli avocado e gli altri ingredienti, frullare bene, dividere in coppette e conservare in frigorifero per 1 ora prima di servire.

Nutrizione:calorie 532, grassi 48,2, fibre 9,4, carboidrati 24,9, proteine 5,2

Crema di lamponi

Tempo di preparazione: 10 minuti
Tempo di cottura: 25 minuti
Porzioni: 4

Ingredienti:
- 2 cucchiai di farina di mandorle
- 1 tazza di crema al cocco
- 3 tazze di lamponi
- 1 tazza di zucchero di cocco
- 8 once di crema di formaggio a basso contenuto di grassi

Indicazioni:
1. In una ciotola, la farina con la panna e gli altri ingredienti, sbattere, trasferire in una padella rotonda, cuocere a 180° per 25 minuti, dividere in ciotole e servire.

Nutrizione:calorie 429, grassi 36,3, fibre 7,7, carboidrati 21,3, proteine 7,8

insalata di anguria

Tempo di preparazione: 4 minuti
Tempo di cottura: 0 minuti
Porzioni: 4

Ingredienti:
- 1 tazza di anguria, sbucciata e tagliata a cubetti
- 2 mele, private del torsolo e tagliate a cubetti
- 1 cucchiaio di crema di cocco
- 2 banane, tagliate a pezzi

Indicazioni:
1. In una ciotola unire l'anguria con le mele e gli altri ingredienti, mescolare e servire.

Nutrizione:calorie 131, grassi 1,3, fibre 4,5, carboidrati 31,9, proteine 1,3

Mix Pere Al Cocco

Tempo di preparazione: 10 minuti
Tempo di cottura: 10 minuti
Porzioni: 4

Ingredienti:
- 2 cucchiaini di succo di lime
- ½ tazza di crema al cocco
- ½ tazza di cocco, grattugiato
- 4 pere, private del torsolo e tagliate a cubetti
- 4 cucchiai di zucchero di cocco

Indicazioni:
1. In una padella unire le pere con il succo di lime e gli altri ingredienti, mescolare, portare a bollore a fuoco medio e cuocere per 10 minuti.
2. Dividere in ciotole e servire freddo.

Nutrizione:calorie 320, grassi 7,8, fibre 3, carboidrati 6,4, proteine 4,7

Composta Di Mele

Tempo di preparazione: 10 minuti
Tempo di cottura: 15 minuti
Porzioni: 4

Ingredienti:
- 5 cucchiai di zucchero di cocco
- 2 tazze di succo d'arancia
- 4 mele, private del torsolo e tagliate a cubetti

Indicazioni:
1. In una pentola unire le mele con lo zucchero e il succo d'arancia, far saltare, portare a bollore a fuoco medio, cuocere per 15 minuti, dividere in ciotole e servire freddo.

Nutrizione:calorie 220, grassi 5,2, fibre 3, carboidrati 5,6, proteine 5,6

Stufato Di Albicocche

Tempo di preparazione: 10 minuti
Tempo di cottura: 15 minuti
Porzioni: 4

Ingredienti:

- 2 tazze di albicocche, dimezzate
- 2 tazze d'acqua
- 2 cucchiai di zucchero di cocco
- 2 cucchiai di succo di limone

Indicazioni:

1. In una pentola unire le albicocche con l'acqua e gli altri ingredienti, saltare, cuocere a fuoco medio per 15 minuti, dividere in ciotole e servire.

Nutrizione:calorie 260, grassi 6,2, fibre 4,2, carboidrati 5,6, proteine 6

Mix di cantalupo al limone

Tempo di preparazione: 10 minuti
Tempo di cottura: 10 minuti
Porzioni: 4

Ingredienti:
- 2 tazze di melone, sbucciato e tagliato grossolanamente a cubetti
- 4 cucchiai di zucchero di cocco
- 2 cucchiaini di estratto di vaniglia
- 2 cucchiaini di succo di limone

Indicazioni:
1. In un pentolino unire il melone con lo zucchero e gli altri ingredienti, far saltare, scaldare a fuoco medio, cuocere per circa 10 minuti, dividere in ciotole e servire freddo.

Nutrizione:calorie 140, grassi 4, fibre 3,4, carboidrati 6,7, proteine 5

Crema cremosa al rabarbaro

Tempo di preparazione: 10 minuti
Tempo di cottura: 14 minuti
Porzioni: 4

Ingredienti:
- 1/3 tazza di formaggio cremoso a basso contenuto di grassi
- ½ tazza di crema al cocco
- 2 libbre di rabarbaro, tritato grossolanamente
- 3 cucchiai di zucchero di cocco

Indicazioni:
1. In un frullatore, unire la crema di formaggio con la panna e gli altri ingredienti e frullare bene.
2. Dividere in coppette, infornare e cuocere a 180°C per 14 minuti.
3. Servire freddo.

Nutrizione:calorie 360, grassi 14,3, fibre 4,4, carboidrati 5,8, proteine 5,2

Ciotole Di Ananas

Tempo di preparazione: 10 minuti
Tempo di cottura: 0 minuti
Porzioni: 4

Ingredienti:
- 3 tazze di ananas, sbucciato e tagliato a cubetti
- 1 cucchiaino di semi di chia
- 1 tazza di crema al cocco
- 1 cucchiaino di estratto di vaniglia
- 1 cucchiaio di menta, tritata

Indicazioni:
1. In una ciotola unire l'ananas con la panna e gli altri ingredienti, mescolare, dividere in ciotoline più piccole e conservare in frigorifero per 10 minuti prima di servire.

Nutrizione:calorie 238, grassi 16,6, fibre 5,6, carboidrati 22,8, proteine 3,3

Stufato Di Mirtilli

Tempo di preparazione: 10 minuti
Tempo di cottura: 10 minuti
Porzioni: 4

Ingredienti:
- 2 cucchiai di succo di limone
- 1 tazza d'acqua
- 3 cucchiai di zucchero di cocco
- 12 once di mirtilli

Indicazioni:
1. In una padella unire i mirtilli con lo zucchero e gli altri ingredienti, portare a ebollizione dolce e cuocere a fuoco medio per 10 minuti.
2. Dividere in ciotole e servire.

Nutrizione:calorie 122, grassi 0,4, fibre 2,1, carboidrati 26,7, proteine 1,5

Budino Di Lime

Tempo di preparazione: 10 minuti
Tempo di cottura: 15 minuti
Porzioni: 4

Ingredienti:
- 2 tazze di crema di cocco
- Succo di 1 lime
- Scorza di 1 lime, grattugiata
- 3 cucchiai di olio di cocco, sciolto
- 1 uovo, sbattuto
- 1 cucchiaino di lievito in polvere

Indicazioni:
1. In una ciotola unire la panna con il succo di lime e gli altri ingredienti e frullare bene.
2. Dividere in piccoli stampini, infornare e cuocere a 180 gradi per 15 minuti.
3. Servire il budino freddo.

Nutrizione:calorie 385, grassi 39,9, fibre 2,7, carboidrati 8,2, proteine 4,2

Crema Di Pesca

Tempo di preparazione: 10 minuti
Tempo di cottura: 0 minuti
Porzioni: 4

Ingredienti:
- 3 tazze di crema al cocco
- 2 pesche private dei noccioli e tritate
- 1 cucchiaino di estratto di vaniglia
- ½ tazza di mandorle, tritate

Indicazioni:
1. In un frullatore unire la panna e gli altri ingredienti, frullare bene, dividere in ciotoline e servire freddo.

Nutrizione:calorie 261, grassi 13, fibre 5,6, carboidrati 7, proteine 5,4

Mix Di Prugne Alla Cannella

Tempo di preparazione: 10 minuti
Tempo di cottura: 15 minuti
Porzioni: 4

Ingredienti:
- 1 libbra di prugne, senza noccioli e dimezzate
- 2 cucchiai di zucchero di cocco
- ½ cucchiaino di cannella in polvere
- 1 tazza d'acqua

Indicazioni:
1. In una padella unire le prugne con lo zucchero e gli altri ingredienti, portare a bollore e cuocere a fuoco medio per 15 minuti.
2. Dividere in ciotole e servire freddo.

Nutrizione:calorie 142, grassi 4, fibre 2,4, carboidrati 14, proteine 7

Mele Chia e Vaniglia

Tempo di preparazione: 10 minuti
Tempo di cottura: 10 minuti
Porzioni: 4

Ingredienti:
- 2 tazze di mele, private del torsolo e tagliate a spicchi
- 2 cucchiai di semi di chia
- 1 cucchiaino di estratto di vaniglia
- 2 tazze di succo di mela naturalmente non zuccherato

Indicazioni:
1. In un pentolino unire le mele con i semi di chia e gli altri ingredienti, far saltare, cuocere a fuoco medio per 10 minuti, dividere in ciotole e servire freddo.

Nutrizione:calorie 172, grassi 5,6, fibre 3,5, carboidrati 10, proteine 4,4

Budino di riso e pere

Tempo di preparazione: 10 minuti
Tempo di cottura: 25 minuti
Porzioni: 4

Ingredienti:
- 6 tazze d'acqua
- 1 tazza di zucchero di cocco
- 2 tazze di riso nero
- 2 pere, private del torsolo e tagliate a cubetti
- 2 cucchiaini di cannella in polvere

Indicazioni:
1. Mettere l'acqua in una padella, scaldarla a fuoco medio-alto, aggiungere il riso, lo zucchero e gli altri ingredienti, mescolare, portare a bollore, abbassare la fiamma a fuoco medio e cuocere per 25 minuti.
2. Dividere in ciotole e servire freddo.

Nutrizione:calorie 290, grassi 13,4, fibre 4, carboidrati 13,20, proteine 6,7

Stufato Al Rabarbaro

Tempo di preparazione: 10 minuti
Tempo di cottura: 15 minuti
Porzioni: 4

Ingredienti:
- 2 tazze di rabarbaro, tritato grossolanamente
- 3 cucchiai di zucchero di cocco
- 1 cucchiaino di estratto di mandorle
- 2 tazze d'acqua

Indicazioni:
1. In una pentola unire il rabarbaro con gli altri ingredienti, saltare, portare a bollore a fuoco medio, cuocere per 15 minuti, dividere in ciotole e servire freddo.

Nutrizione:calorie 142, grassi 4,1, fibre 4,2, carboidrati 7, proteine 4

Crema al Rabarbaro

Tempo di preparazione: 1 ora
Tempo di cottura: 10 minuti
Porzioni: 4

Ingredienti:
- 2 tazze di crema di cocco
- 1 tazza di rabarbaro, tritato
- 3 uova, sbattute
- 3 cucchiai di zucchero di cocco
- 1 cucchiaio di succo di lime

Indicazioni:
1. In un pentolino unire la panna con il rabarbaro e gli altri ingredienti, frullare bene, cuocere a fuoco medio per 10 minuti, frullare con un frullatore ad immersione, dividere in ciotole e conservare in frigorifero per 1 ora prima di servire.

Nutrizione:calorie 230, grassi 8,4, fibre 2,4, carboidrati 7,8, proteine 6

Insalata Di Mirtilli

Tempo di preparazione: 5 minuti
Tempo di cottura: 0 minuti
Porzioni: 4

Ingredienti:
- 2 tazze di mirtilli
- 3 cucchiai di menta, tritata
- 1 pera, privata del torsolo e tagliata a cubetti
- 1 mela, senza torsolo e tagliata a cubetti
- 1 cucchiaio di zucchero di cocco

Indicazioni:
1. In una ciotola unire i mirtilli con la menta e gli altri ingredienti, mescolare e servire freddo.

Nutrizione:calorie 150, grassi 2,4, fibre 4, carboidrati 6,8, proteine 6

Crema di Datteri e Banana

Tempo di preparazione: 5 minuti
Tempo di cottura: 0 minuti
Porzioni: 4

Ingredienti:
- 1 tazza di latte di mandorle
- 1 banana, sbucciata e affettata
- 1 cucchiaino di estratto di vaniglia
- ½ tazza di crema al cocco
- datteri, tritati

Indicazioni:
1. In un frullatore unire i datteri con la banana e gli altri ingredienti, frullare bene, dividere in coppette e servire freddo.

Nutrizione:calorie 271, grassi 21,6, fibre 3,8, carboidrati 21,2, proteine 2,7

Muffin alle prugne

Tempo di preparazione: 10 minuti
Tempo di cottura: 25 minuti
Porzioni: 12

Ingredienti:
- 3 cucchiai di olio di cocco, sciolto
- ½ tazza di latte di mandorle
- 4 uova, sbattute
- 1 cucchiaino di estratto di vaniglia
- 1 tazza di farina di mandorle
- 2 cucchiaini di cannella in polvere
- ½ cucchiaino di lievito in polvere
- 1 tazza di prugne, snocciolate e tritate

Indicazioni:
1. In una ciotola unire l'olio di cocco con il latte di mandorle e gli altri ingredienti e frullare bene.
2. Dividere in una teglia per muffin, infornare a 180°C e cuocere per 25 minuti.
3. Servite i muffin freddi.

Nutrizione: calorie 270, grassi 3,4, fibre 4,4, carboidrati 12, proteine 5

Ciotole di prugne e uvetta

Tempo di preparazione: 10 minuti
Tempo di cottura: 20 minuti
Porzioni: 4

Ingredienti:
- ½ libbra di prugne, snocciolate e dimezzate
- 2 cucchiai di zucchero di cocco
- 4 cucchiai di uvetta
- 1 cucchiaino di estratto di vaniglia
- 1 tazza di crema al cocco

Indicazioni:
1. In una padella unire le prugne con lo zucchero e gli altri ingredienti, portare a bollore e cuocere a fuoco medio per 20 minuti.
2. Dividere in ciotole e servire.

Nutrizione:calorie 219, grassi 14,4, fibre 1,8, carboidrati 21,1, proteine 2,2

Barrette ai semi di girasole

Tempo di preparazione: 10 minuti
Tempo di cottura: 20 minuti
Porzioni: 6

Ingredienti:
- 1 tazza di farina di cocco
- ½ cucchiaino di bicarbonato di sodio
- 1 cucchiaio di semi di lino
- 3 cucchiai di latte di mandorle
- 1 tazza di semi di girasole
- 2 cucchiai di olio di cocco, sciolto
- 1 cucchiaino di estratto di vaniglia

Indicazioni:
1. In una ciotola mescolare la farina con il bicarbonato e gli altri ingredienti, mescolare molto bene, stendere su una teglia, premere bene, cuocere in forno a 180° per 20 minuti, lasciare da parte a raffreddare, tagliare a barrette e servire.

Nutrizione:calorie 189, grassi 12,6, fibre 9,2, carboidrati 15,7, proteine 4,7

Ciotole di more e anacardi

Tempo di preparazione: 10 minuti

Tempo di cottura: 0 minuti

Porzioni: 4

Ingredienti:

- 1 tazza di anacardi
- 2 tazze di more
- ¾ tazza di crema al cocco
- 1 cucchiaino di estratto di vaniglia
- 1 cucchiaio di zucchero di cocco

Indicazioni:

1. In una ciotola unire gli anacardi con i frutti di bosco e gli altri ingredienti, mescolare, dividere in ciotoline e servire.

Nutrizione:calorie 230, grassi 4, fibre 3,4, carboidrati 12,3, proteine 8

Ciotole di arancia e mandarini

Tempo di preparazione: 4 minuti
Tempo di cottura: 8 minuti
Porzioni: 4

Ingredienti:
- 4 arance, sbucciate e tagliate a spicchi
- 2 mandarini, sbucciati e tagliati a spicchi
- Succo di 1 lime
- 2 cucchiai di zucchero di cocco
- 1 tazza d'acqua

Indicazioni:
1. In una padella unire le arance con i mandarini e gli altri ingredienti, portare a bollore e cuocere a fuoco medio per 8 minuti.
2. Dividere in ciotole e servire freddo.

Nutrizione:calorie 170, grassi 2,3, fibre 2,3, carboidrati 11, proteine 3,4

Crema Di Zucca

Tempo di preparazione: 2 ore
Tempo di cottura: 0 minuti
Porzioni: 4

Ingredienti:
- 2 tazze di crema di cocco
- 1 tazza di purea di zucca
- 14 once di crema di cocco
- 3 cucchiai di zucchero di cocco

Indicazioni:
1. In una ciotola unire la panna con la purea di zucca e gli altri ingredienti, frullare bene, dividere in ciotoline e conservare in frigorifero per 2 ore prima di servire.

Nutrizione:calorie 350, grassi 12,3, fibre 3, carboidrati 11,7, proteine 6

Mix di fichi e rabarbaro

Tempo di preparazione: 6 minuti
Tempo di cottura: 14 minuti
Porzioni: 4

Ingredienti:
- 2 cucchiai di olio di cocco, sciolto
- 1 tazza di rabarbaro, tritato grossolanamente
- 12 fichi, dimezzati
- ¼ tazza di zucchero di cocco
- 1 tazza d'acqua

Indicazioni:
1. Scaldare una padella con l'olio a fuoco medio, unire i fichi e il resto degli ingredienti, far saltare, cuocere per 14 minuti, dividere in coppette e servire freddo.

Nutrizione:calorie 213, grassi 7,4, fibre 6,1, carboidrati 39, proteine 2,2

Banana speziata

Tempo di preparazione: 4 minuti
Tempo di cottura: 15 minuti
Porzioni: 4

Ingredienti:
- 4 banane, sbucciate e tagliate a metà
- 1 cucchiaino di noce moscata, macinata
- 1 cucchiaino di cannella in polvere
- Succo di 1 lime
- 4 cucchiai di zucchero di cocco

Indicazioni:
1. Disponete le banane in una teglia, aggiungete la noce moscata e gli altri ingredienti, infornate a 180° per 15 minuti.
2. Dividete le banane al forno nei piatti e servite.

Nutrizione:calorie 206, grassi 0,6, fibre 3,2, carboidrati 47,1, proteine 2,4

Frullato al cacao

Tempo di preparazione: 5 minuti
Tempo di cottura: 0 minuti
Porzioni: 2

Ingredienti:

- 2 cucchiaini di cacao in polvere
- 1 avocado, snocciolato, sbucciato e schiacciato
- 1 tazza di latte di mandorle
- 1 tazza di crema al cocco

Indicazioni:

1. Nel vostro frullatore unire il latte di mandorle con la panna e gli altri ingredienti, frullare bene, dividere in coppette e servire freddo.

Nutrizione:calorie 155, grassi 12,3, fibre 4, carboidrati 8,6, proteine 5

Barrette di banana

Tempo di preparazione: 30 minuti

Tempo di cottura: 0 minuti

Porzioni: 4

Ingredienti:

- 1 tazza di olio di cocco, sciolto
- 2 banane, sbucciate e tritate
- 1 avocado, sbucciato, snocciolato e schiacciato
- ½ tazza di zucchero di cocco
- ¼ di tazza di succo di lime
- 1 cucchiaino di scorza di limone, grattugiata
- Spray da cucina

Indicazioni:

1. Nel tuo robot da cucina, mescola le banane con l'olio e gli altri ingredienti tranne lo spray da cucina e frulla bene.
2. Ungete una padella con lo spray da cucina, versate e spalmate il mix di banane, spalmate, conservate in frigo per 30 minuti, tagliate a barrette e servite.

Nutrizione:calorie 639, grassi 64,6, fibre 4,9, carboidrati 20,5, proteine 1,7

Barrette di tè verde e datteri

Tempo di preparazione: 10 minuti
Tempo di cottura: 30 minuti
Porzioni: 8

Ingredienti:
- 2 cucchiai di tè verde in polvere
- 2 tazze di latte di cocco, riscaldato
- ½ tazza di olio di cocco, sciolto
- 2 tazze di zucchero di cocco
- 4 uova, sbattute
- 2 cucchiaini di estratto di vaniglia
- 3 tazze di farina di mandorle
- 1 cucchiaino di bicarbonato di sodio
- 2 cucchiaini di lievito in polvere

Indicazioni:
1. In una ciotola, unire il latte di cocco con la polvere di tè verde e il resto degli ingredienti, mescolare bene, versare in una teglia quadrata, spalmare, infornare, cuocere a 180° per 30 minuti, raffreddare, tagliare a fette bar e servire.

Nutrizione: calorie 560, grassi 22,3, fibre 4, carboidrati 12,8, proteine 22,1

Crema Di Noci

Tempo di preparazione: 2 ore
Tempo di cottura: 0 minuti
Porzioni: 4

Ingredienti:
- 2 tazze di latte di mandorle
- ½ tazza di crema al cocco
- ½ tazza di noci, tritate
- 3 cucchiai di zucchero di cocco
- 1 cucchiaino di estratto di vaniglia

Indicazioni:
1. In una ciotola unire il latte di mandorle con la panna e gli altri ingredienti, frullare bene, dividere in coppette e conservare in frigo per 2 ore prima di servire.

Nutrizione:calorie 170, grassi 12,4, fibre 3, carboidrati 12,8, proteine 4

Torta al limone

Tempo di preparazione: 10 minuti
Tempo di cottura: 35 minuti
Porzioni: 6

Ingredienti:
- 2 tazze di farina integrale
- 1 cucchiaino di lievito in polvere
- 2 cucchiai di olio di cocco, sciolto
- 1 uovo, sbattuto
- 3 cucchiai di zucchero di cocco
- 1 tazza di latte di mandorle
- Scorza di 1 limone, grattugiata
- Succo di 1 limone

Indicazioni:
1. In una ciotola unire la farina con l'olio e gli altri ingredienti, sbattere bene, trasferire il tutto in una tortiera e cuocere a 180° per 35 minuti.
2. Affettare e servire freddo.

Nutrizione:calorie 222, grassi 12,5, fibre 6,2, carboidrati 7, proteine 17,4

Barrette all'uvetta

Tempo di preparazione: 10 minuti
Tempo di cottura: 25 minuti
Porzioni: 6

Ingredienti:
- 1 cucchiaino di cannella in polvere
- 2 tazze di farina di mandorle
- 1 cucchiaino di lievito in polvere
- ½ cucchiaino di noce moscata, macinata
- 1 tazza di olio di cocco, sciolto
- 1 tazza di zucchero di cocco
- 1 uovo, sbattuto
- 1 tazza di uvetta

Indicazioni:
1. In una ciotola unire la farina con la cannella e gli altri ingredienti, mescolare bene, stendere su una teglia foderata, infornare, cuocere a 180° per 25 minuti, tagliare a barrette e servire fredda.

Nutrizione:calorie 274, grassi 12, fibre 5,2, carboidrati 14,5, proteine 7

Nettarine Quadrati

Tempo di preparazione: 10 minuti
Tempo di cottura: 20 minuti
Porzioni: 4

Ingredienti:
- 3 nettarine, snocciolate e tritate
- 1 cucchiaio di zucchero di cocco
- ½ cucchiaino di bicarbonato di sodio
- 1 tazza di farina di mandorle
- 4 cucchiai di olio di cocco, sciolto
- 2 cucchiai di cacao in polvere

Indicazioni:
1. In un frullatore unire le nettarine con lo zucchero e il resto degli ingredienti, frullare bene, versare in una teglia quadrata foderata, stendere, cuocere in forno a 180° per 20 minuti, lasciare il composto da parte a raffreddare un po', tagliate a quadrotti e servite.

Nutrizione:calorie 342, grassi 14,4, fibre 7,6, carboidrati 12, proteine 7,7

Stufato Di Uva

Tempo di preparazione: 10 minuti
Tempo di cottura: 20 minuti
Porzioni: 4

Ingredienti:
- 1 tazza di uva verde
- Succo di ½ lime
- 2 cucchiai di zucchero di cocco
- 1 tazza e ½ d'acqua
- 2 cucchiaini di cardamomo in polvere

Indicazioni:
1. Scaldare una padella con l'acqua a fuoco medio, aggiungere l'uva e gli altri ingredienti, portare a bollore, cuocere per 20 minuti, dividere in ciotole e servire.

Nutrizione:calorie 384, grassi 12,5, fibre 6,3, carboidrati 13,8, proteine 5,6

Crema di mandarini e prugne

Tempo di preparazione: 10 minuti
Tempo di cottura: 20 minuti
Porzioni: 4

Ingredienti:
- 1 mandarino, sbucciato e tritato
- ½ libbra di prugne, snocciolate e tritate
- 1 tazza di crema al cocco
- Succo di 2 mandarini
- 2 cucchiai di zucchero di cocco

Indicazioni:
1. In un frullatore unire il mandarino con le prugne e gli altri ingredienti, frullare bene, dividere in piccoli stampini, infornare, cuocere a 180° per 20 minuti e servire freddo.

Nutrizione:calorie 402, grassi 18,2, fibre 2, carboidrati 22,2, proteine 4,5

Crema Di Ciliegie E Fragole

Tempo di preparazione: 10 minuti
Tempo di cottura: 0 minuti
Porzioni: 6

Ingredienti:
- 1 libbra di ciliegie, snocciolate
- 1 tazza di fragole, tritate
- ¼ tazza di zucchero di cocco
- 2 tazze di crema di cocco

Indicazioni:
1. In un frullatore unire le ciliegie con gli altri ingredienti, frullare bene, dividere in ciotole e servire freddo.

Nutrizione:calorie 342, grassi 22,1, fibre 5,6, carboidrati 8,4, proteine 6,5

Noci Cardamomo e Budino di Riso

Tempo di preparazione: 5 minuti
Tempo di cottura: 40 minuti
Porzioni: 4

Ingredienti:
- 1 tazza di riso basmati
- 3 tazze di latte di mandorle
- 3 cucchiai di zucchero di cocco
- ½ cucchiaino di cardamomo in polvere
- ¼ tazza di noci, tritate

Indicazioni:
1. In una padella unire il riso con il latte e gli altri ingredienti, mescolare, cuocere per 40 minuti a fuoco medio, dividere in ciotole e servire freddo.

Nutrizione:calorie 703, grassi 47,9, fibre 5,2, carboidrati 62,1, proteine 10,1

Pane Di Pere

Tempo di preparazione: 10 minuti
Tempo di cottura: 30 minuti
Porzioni: 4

Ingredienti:
- 2 tazze di pere, private del torsolo e tagliate a cubetti
- 1 tazza di zucchero di cocco
- 2 uova, sbattute
- 2 tazze di farina di mandorle
- 1 cucchiaio di lievito in polvere
- 1 cucchiaio di olio di cocco, sciolto

Indicazioni:
1. In una ciotola, mescolare le pere con lo zucchero e gli altri ingredienti, sbattere, versare in una teglia, infornare e cuocere a 180° per 30 minuti.
2. Affettare e servire freddo.

Nutrizione:calorie 380, grassi 16,7, fibre 5, carboidrati 17,5, proteine 5,6

Budino Di Riso E Ciliegie

Tempo di preparazione: 10 minuti
Tempo di cottura: 25 minuti
Porzioni: 4

Ingredienti:
- 1 cucchiaio di olio di cocco, sciolto
- 1 tazza di riso bianco
- 3 tazze di latte di mandorle
- ½ tazza di ciliegie, snocciolate e tagliate a metà
- 3 cucchiai di zucchero di cocco
- 1 cucchiaino di cannella in polvere
- 1 cucchiaino di estratto di vaniglia

Indicazioni:
1. In una padella unire l'olio con il riso e gli altri ingredienti, mescolare, portare a bollore, cuocere per 25 minuti a fuoco medio, dividere in ciotole e servire freddo.

Nutrizione:calorie 292, grassi 12,4, fibre 5,6, carboidrati 8, proteine 7

Stufato Di Anguria

Tempo di preparazione: 5 minuti
Tempo di cottura: 8 minuti
Porzioni: 4

Ingredienti:
- Succo di 1 lime
- 1 cucchiaino di scorza di lime, grattugiata
- 1 tazza e ½ di zucchero di cocco
- 4 tazze di anguria, sbucciata e tagliata a pezzi grossi
- 1 tazza e ½ d'acqua

Indicazioni:
1. In una padella unire l'anguria con la scorza di lime e gli altri ingredienti, saltare, portare a ebollizione a fuoco medio, cuocere per 8 minuti, dividere in ciotole e servire freddo.

Nutrizione:: calorie 233, grassi 0,2, fibre 0,7, carboidrati 61,5, proteine 0,9

Budino allo Zenzero

Tempo di preparazione: 1 ora
Tempo di cottura: 0 minuti
Porzioni: 4

Ingredienti:
- 2 tazze di latte di mandorle
- ½ tazza di crema al cocco
- 2 cucchiai di zucchero di cocco
- 1 cucchiaio di zenzero, grattugiato
- ¼ tazza di semi di chia

Indicazioni:
1. In una ciotola unire il latte con la panna e gli altri ingredienti, frullare bene, dividere in tazzine e tenerle in frigo per 1 ora prima di servire.

Nutrizione:calorie 345, grassi 17, fibre 4,7, carboidrati 11,5, proteine 6,9

Crema di anacardi

Tempo di preparazione: 2 ore
Tempo di cottura: 0 minuti
Porzioni: 4

Ingredienti:
- 1 tazza di anacardi, tritati
- 2 cucchiai di olio di cocco, sciolto
- 2 cucchiai di olio di cocco, sciolto
- 1 tazza di crema al cocco
- cucchiai di succo di limone
- 1 cucchiaio di zucchero di cocco

Indicazioni:
1. In un frullatore unire gli anacardi con l'olio di cocco e gli altri ingredienti, frullare bene, dividere in coppette e conservare in frigorifero per 2 ore prima di servire.

Nutrizione:calorie 480, grassi 43,9, fibre 2,4, carboidrati 19,7, proteine 7

Biscotti Di Canapa

Tempo di preparazione: 30 minuti
Tempo di cottura: 0 minuti
Porzioni: 6

Ingredienti:
- 1 tazza di mandorle, ammollate per una notte e scolate
- 2 cucchiai di cacao in polvere
- 1 cucchiaio di zucchero di cocco
- ½ tazza di semi di canapa
- ¼ tazza di cocco, grattugiato
- ½ tazza d'acqua

Indicazioni:
1. Nel vostro robot da cucina, unire le mandorle con il cacao in polvere e gli altri ingredienti, frullare bene, adagiarlo su una teglia foderata, conservare in frigorifero per 30 minuti, affettare e servire.

Nutrizione:calorie 270, grassi 12,6, fibre 3, carboidrati 7,7, proteine 7

Ciotole Di Mandorle E Melograno

Tempo di preparazione: 2 ore
Tempo di cottura: 0 minuti
Porzioni: 4

Ingredienti:
- ½ tazza di crema al cocco
- 1 cucchiaino di estratto di vaniglia
- 1 tazza di mandorle, tritate
- 1 tazza di semi di melograno
- 1 cucchiaio di zucchero di cocco

Indicazioni:
1. In una ciotola unire le mandorle con la panna e gli altri ingredienti, mescolare, dividere in ciotoline e servire.

Nutrizione:calorie 258, grassi 19, fibre 3,9, carboidrati 17,6, proteine 6,2

Mix di pollo e barbabietole

Tempo di preparazione: 10 minuti
Tempo di cottura: 0 minuti
Porzioni: 4

Ingredienti:
- 1 carota, tritata
- 2 barbabietole, sbucciate e sminuzzate
- ½ tazza di maionese all'avocado
- 1 tazza di petto di pollo affumicato, senza pelle, disossato, cotto e tagliuzzato
- 1 cucchiaino di erba cipollina, tritata

Indicazioni:
1. In una ciotola unire il pollo con le barbabietole e gli altri ingredienti, saltare e servire subito.

Nutrizione:calorie 288, grassi 24,6, fibre 1,4, carboidrati 6,5, proteine 14

Tacchino con insalata di sedano

Tempo di preparazione: 4 minuti
Tempo di cottura: 0 minuti
Porzioni: 4

Ingredienti:
- 2 tazze di petto di tacchino, senza pelle, disossato, cotto e tagliuzzato
- 1 tazza di gambi di sedano, tritati
- 2 cipollotti, tritati
- 1 tazza di olive nere, snocciolate e tagliate a metà
- 1 cucchiaio di olio d'oliva
- 1 cucchiaino di succo di lime
- 1 tazza di yogurt senza grassi

Indicazioni:
1. In una ciotola unire il tacchino con il sedano e gli altri ingredienti, saltare e servire freddo.

Nutrizione:calorie 157, grassi 8, fibre 2, carboidrati 10,8, proteine 11,5

Mix di cosce di pollo e uva

Tempo di preparazione: 10 minuti
Tempo di cottura: 40 minuti
Porzioni: 4

Ingredienti:

- 1 carota, a cubetti
- 1 cipolla gialla, affettata
- 1 cucchiaio di olio d'oliva
- 1 tazza di pomodori, a cubetti
- ¼ tazza di brodo di pollo a basso contenuto di sodio
- 2 spicchi d'aglio, tritati
- 1 libbra di cosce di pollo, senza pelle e disossate
- 1 tazza di uva verde
- Pepe nero al gusto

Indicazioni:

1. Ungete una teglia con l'olio, disponetevi le cosce di pollo e aggiungete sopra gli altri ingredienti.
2. Infornare a 180°C per 40 minuti, dividere nei piatti e servire.

Nutrizione:calorie 289, grassi 12,1, fibre 1,7, carboidrati 10,3, proteine 33,9

Tacchino e Orzo Limone

Tempo di preparazione: 5 minuti
Tempo di cottura: 55 minuti
Porzioni: 4

Ingredienti:
- 1 cucchiaio di olio d'oliva
- 1 petto di tacchino, senza pelle, disossato e affettato
- Pepe nero al gusto
- 2 gambi di sedano, tritati
- 1 cipolla rossa, tritata
- 2 tazze di brodo di pollo a basso contenuto di sodio
- ½ tazza di orzo
- 1 cucchiaino di scorza di limone, grattugiata
- 1 cucchiaio di succo di limone
- 1 cucchiaio di erba cipollina, tritata

Indicazioni:
1. Scaldare una pentola con l'olio a fuoco medio-alto, aggiungere la carne e la cipolla, far rosolare per 5 minuti.
2. Aggiungere il sedano e gli altri ingredienti, mescolare, portare a ebollizione, abbassare la fiamma a fuoco medio, cuocere a fuoco lento per 50 minuti, dividere in ciotole e servire.

Nutrizione: calorie 150, grassi 4,5, fibre 4,9, carboidrati 20,8, proteine 7,5

Tacchino con mix di barbabietole e ravanelli

Tempo di preparazione: 10 minuti
Tempo di cottura: 35 minuti
Porzioni: 4

Ingredienti:
- 1 petto di tacchino, senza pelle, disossato e tagliato a cubetti
- 2 barbabietole rosse, pelate e tagliate a cubetti
- 1 tazza di ravanelli, a cubetti
- 1 cipolla rossa, tritata
- ¼ tazza di brodo di pollo a basso contenuto di sodio
- Pepe nero al gusto
- 1 cucchiaio di olio d'oliva
- 2 cucchiai di erba cipollina, tritata

Indicazioni:
1. Scaldare una padella con l'olio a fuoco medio-alto, aggiungere la carne e la cipolla, far rosolare per 5 minuti.
2. Aggiungere le barbabietole, i ravanelli e gli altri ingredienti, portare a ebollizione e cuocere a fuoco medio per altri 30 minuti.
3. Dividete il composto nei piatti e servite.

Nutrizione:calorie 113, grassi 4,4, fibre 2,3, carboidrati 10,4, proteine 8,8

218

219

CPSIA information can be obtained
at www.ICGtesting.com
Printed in the USA
BVHW091635020822
643612BV00011B/1025